東京アカデミー 阿部孝子の 看護師 1 国試

・人体の構造と機能
・疾病の成り立ちと回復の促進

1冊目の教科書

東京アカデミー講師 **阿部孝子** 著 **かげ** イラスト

東京アカデミ

JN048688

KADOKAWA

かげさんと一緒に 国試対策はじめよう!

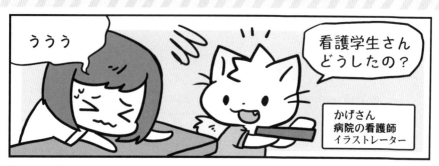

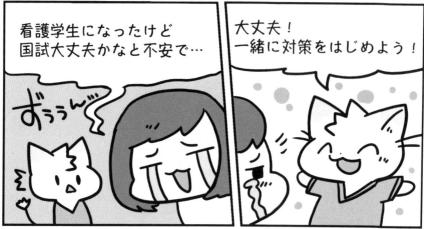

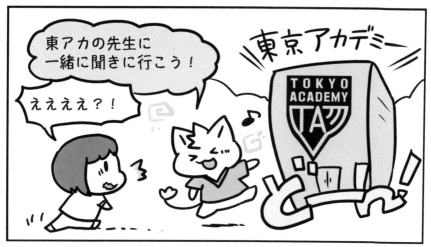

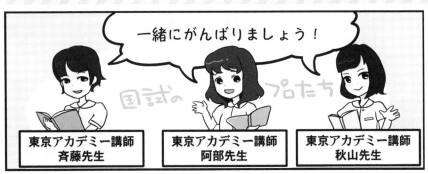

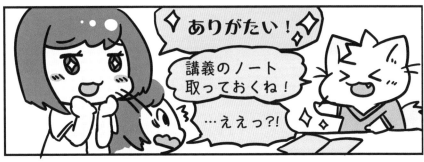

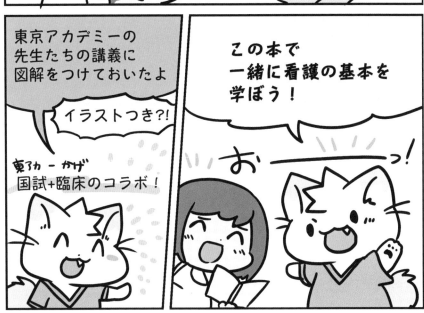

東京アカデミーの精鋭講師が合格へナビゲート！

1冊目の教科書に最適！

看護師国試対策の「東京アカデミー」って？

創業1967年、全国32校のネットワークを誇り、「東アカ」の呼称でも知られる東京アカデミー。通学や通信といった形で、各種講座や講習、公開模試など看護師国家試験合格へ向けた教育を受講生に提供している看護師国試対策の名門予備校です！

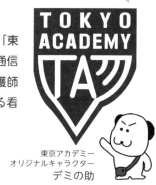

東京アカデミー
オリジナルキャラクター
デミの助

🍀 国家試験合格実績

2021年2月実施の第110回国家試験で、東アカ受講生の合格者数は20,113名でした。全合格者数は59,769名なので、全国の国試合格者に占める東アカ受講生の割合は33.6%。実に、合格者の約3人に1人が東アカ受講生ということになります。

🍀 模擬試験受験者数実績

2020年度の第110回国家試験対策で、東アカが実施する全国公開模試の受験者数はのべ133,240名。これは業界トップの数です！

この東京アカデミーの
合格メソッドを
本書で再現します！

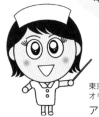

東京アカデミー
オリジナルキャラクター
アカデミ子ちゃん

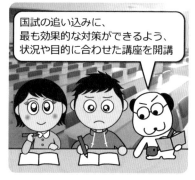

国試の追い込みに、最も効果的な対策ができるよう、状況や目的に合わせた講座を開講

東京アカデミーは看護師国試対策を
全力でサポートしています！

東京アカデミー講師・
看護師・糖尿病療養指導師

阿部 孝子（あべ・たかこ）

看護学校卒業後、様々な診療科を経験。短期大学の心理学科でカウンセリングを学ぶ。糖尿病専門外来勤務中に糖尿病療養指導師の資格を取得。2007 年から東京アカデミー東京校で看護師国家試験担当講師として勤務。東京校の講座のほか、看護系学校内での出張講座も担当している。

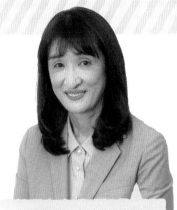

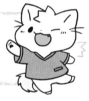

国試のポイントを
わかりやすく教えます！

STEP 1 阿部講師の ここがすごい！

① 講師歴 14 年の人気講師。
誰にでもわかりやすい講義で
合格者多数輩出！

東アカ講師歴 14 年を数える " 講義の達人 "。長い臨床経験を生かした「噛んで含める（＝丁寧に言い聞かせる）」ようなわかりやすい講義が好評。看護大学・看護学校の指名依頼も多い人気講師です！

② 試験の勘所を熟知。
だから、暗記に頼らず
理解ができる！

学校の授業では「丸暗記するだけで精一杯で……」という人でも、看護師国試の頻出ポイントを熟知した阿部講師の講義なら、「合格する知識」「臨床で使える知識」が必ず身に付きます！

受講生の声

- 講義では「そうだったのか！」という気づきがたくさんありました
- 基礎となる部分の大事なところが本当によく理解できました
- 国試のポイントがよくわかりました。自信が持てたような気がします
- 解剖から疾患、看護学まで、習った知識がつながり始めました
- 受講した後、模試の成績が一気に上がり、とにかくうれしいです

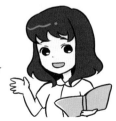

STEP 2 国試合格へ最初の一歩を！

専門学校や大学で習う内容はたくさんありますが、看護師国家試験に向けた勉強では、「押さえるべきポイントをしっかり押さえる」ことが何より大切です。本書シリーズ①巻では、「人体の構造と機能」と「疾病の成り立ちと回復の促進」について、それぞれの必修知識や国試攻略のためのポイントを、ていねいにわかりやすく解説。国試対策の"最初の一歩"に最適なテキストです。

STEP 3 最短ルートの学習法を公開！

その1 かげさんのイラスト・解説が楽しい！

Twitterフォロワー数56,000人以上（本書執筆時点）、SNSで大人気の「看護師のかげさん」によるイラストやマンガ、コラムなどがとにかく楽しい！ 東アカ・阿部講師の解説を、よりわかりやすくサポートしています。

その2 10時間で読み切れる紙面構成！

国試合格に必要なポイントはしっかり解説。でも、各項目には本文に関する図や表、そしてかげさんの楽しいイラストが満載で、どんどん読み進められます。

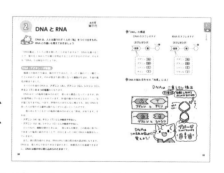

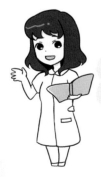

国家試験のポイントにねらいを定めて看護師国試合格を実現！

はじめに

この本を手に取ってくださった皆さん、こんにちは！

東京アカデミー・看護師国家試験担当講師で、看護師の阿部孝子です。私は、初めて配属された消化器内科から、循環器科、泌尿器科、人工透析、糖尿病専門外来など、多彩な職場で臨床経験を積んできました。

糖尿病専門外来では、10年以上に渡って患者指導を行ってきました。多くの方々に、どうすれば自分を変えようと思う「きっかけ」を手にしていただけるか、悩みながら長い時を過ごし、人の体のしくみをわかりやすく説明できるように勉強しました。それでも、なかなか人は変わらない……。その結果、指導とか、教育とか、上からものを言うようなことはやめようと思ったのです。「これからの生活について相談させてください」と、その人の普段の生活について私の意見を差し挟まず聞いていくと、皆さんポロッと本音をおっしゃる。その本音を聞きたくて、短大の心理学科でカウンセリングの勉強もしました。

疑問に思うと追求せずにはいられない、一つのことが片付かないと次のことに進めない、そんな厄介な私の性格から様々なことに手を出した結果、看護師としては実に中途半端な経歴になりました。でも、それが今の仕事に生かされているとしたら、神様のほんの少しのいたずらかもしれません。

皆さんの国家試験の勉強にも、まずは「きっかけ」が必要です。本書シリーズ1巻は、看護師国試を受験する前に、看護の勉強って面白いなと思っていただけるような内容にすることを目標にしました。ちょっとお茶でも飲みながらパラパラとページをめくっていただいて「そういう意味だったの！」と気付くことがあったら、それが国試に向けた勉強のスタートラインです。

暗記しただけの知識では患者は変わりません。本当に役に立つ看護師になるためには、あなた自身が理解した、あなた自身が使いこなせる看護の知識が必要なのです。

この本が、その「きっかけ」の一つになれれば幸いです。

東京アカデミー東京校講師　阿部 孝子

かげさんと一緒に国試対策！
年間勉強スケジュール

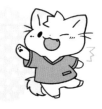

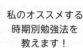

私のオススメする
時期別勉強法を
教えます！

4〜8月 まずは基礎固め！
夏休み終了までに1回は過去問を

過去問題1回目を解く。自信があったのに間違えた、まったくわからなかった、たまたま合っていたけど自信がない、といった問題に色別のフセンを付け、その後は必修問題を中心に勉強しよう！

実習中は寝不足に
ならないよう注意！

9〜11月 自分の苦手分野を確認！
実習中は関係分野を中心に勉強

学校の勉強も実習も佳境に入る時期。国家試験勉強にあてる時間が少なくても、1回目であぶり出した苦手問題を中心に勉強しよう。実習で受け持った患者の疾患を中心に問題を解くと効果的！

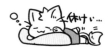

苦手分野を克服すれば
将来絶対役に立つ！

12〜1月 とにかく苦手克服！
過去問は2回目を解こう

そろそろ実習も終わり。この時期に解説を読んでもわからないところは、教科書や参考書で調べて、それでもわからなければ友達や先生に聞いてみよう。質問するのも答えるのも、最高の勉強法！

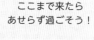

ここまで来たら
あせらず過ごそう！

2月〜国試 基礎のくり返し！
過去問は3回目を解こう

基礎問題が解けるようになったか最後の確認。ただし、過去問はあくまで過去のもの。重要なところは変わらなくても出され方が違うので、友達同士で問題をアレンジして一緒に問題を解くと効果的！

Contents 東京アカデミー阿部孝子の
看護師国試1冊目の教科書（1）

第1章

生命活動

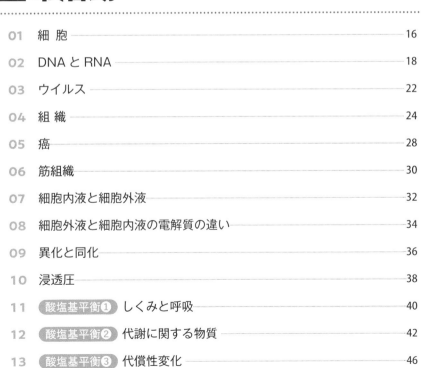

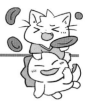

第2章
血 液

第3章
生体の防衛機構

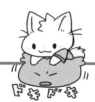

第4章
循環器系

神経系

内分泌系

第10章

栄養と代謝

第11章

腎・泌尿器系

第12章

性と生殖器

かげさんのちょっとひとやすみ

本文デザイン・DTP　Isshiki

図版　飯村俊一

イラスト・マンガ　かげ

編集協力　大西華子

本書は原則として、2021年6月時点での情報をもとに執筆・編集を行っています。看護師国家試験に関する最新情報は、厚生労働省のウェブサイト等でご確認ください。

生命活動

心臓や消化管を学ぶ前に、
もっと小さい体の単位である
「細胞」からスタート！
浸透圧と酸塩基平衡は混乱しやすい
分野だから、理解しながら進めていこう！

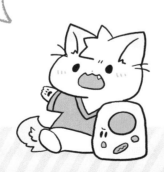

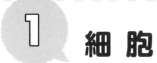

1 細 胞

「細胞」はすべての生命体の基礎となるもの。
どういう構造なのか、ここで知っておきましょう

　人体は、たくさんの細胞からできています。

　その細胞の核の中には**染色体**(せんしょくたい)があり、染色体は **DNA** と各種の蛋白質からできています。

　DNA は、遺伝情報、つまり、その人のあらゆる情報を持っています。

　細胞の核の膜には、核膜孔という小さな孔が開いています。

　細胞膜は、**半透膜**でできています。

　半透とは、「半分通して半分通さない」という意味です。

　ヒトの体の膜は、ほとんどが半透膜でできていますが、半透膜には小さな穴が開いていて、原則的に、**核膜孔も半透膜もこの穴よりも小さなものは通して、穴より大きなものは通しません。**

　この点を覚えておいてください。

細胞質にあるのは生きていく上で必要なものばかり！

　核の周りにある細胞質の中には、生命活動を行うのに必要ないろいろなものが存在しています。

　たとえば**リボソーム**。小胞体(しょうほうたい)にくっついた小さなゴマ粒のようなものですが、ここで蛋白質が合成されていきます。

　また、**ミトコンドリア**は遠い昔、ヒトに寄生した別の生命体だといわれています。ミトコンドリアはヒトに寄生し栄養をもらって生きていますが、一方で、酸素を使って大きなエネルギーを生み、ヒトが生命活動を行うために必要なエネルギーを提供してくれています。

　ヒトとミトコンドリアは共存関係にあるのです。

☘「細胞」の構造を知ろう！

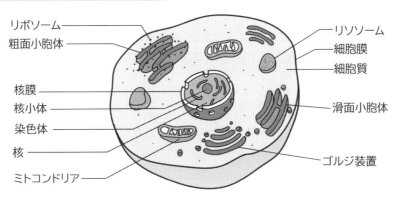

リボソーム
粗面小胞体
核膜
核小体
染色体
核
ミトコンドリア

リソソーム
細胞膜
細胞質
滑面小胞体
ゴルジ装置

核	**核小体**	RNA の集合体
	染色体	DNA と蛋白質でできていて、DNA は遺伝情報を持っている
	膜	二重生体膜（内膜と外膜）でできていて、物質が移動できる核膜孔(かくまくこう)がある
細胞質	**ミトコンドリア**	**細胞内呼吸をし、ATP を産生**している。TCA 回路や伝達系がある
	小胞体	リボソーム付きの粗面小胞体(そめん)とリボソームのない滑面小胞体(かつめん)がある。粗面小胞体は蛋白質の代謝や輸送、滑面小胞体はリン脂質と脂肪酸を合成している
	リボソーム	遺伝情報に従って、アミノ酸をつなげて**蛋白質を合成**する
	ゴルジ装置	核近くにあり、粗面小胞体でつくられた蛋白質に糖と脂質を加えて、糖蛋白やリポ蛋白を合成・分泌する
	リソソーム	高分子の加水分解酵素を多く含んでいる。いらなくなった細胞の構成成分や食事で摂り込んだもの、老廃物を分解する
	細胞骨格	細胞の形の保持と運動に関わる、繊維状の蛋白質。中心体（細胞分裂のときに紡錘体(ぼうすいたい)をつくる）を構成する微小管は細胞骨格のひとつ
細胞膜		二重のリン脂質でできていて、選択的透過性がある。つねに物質代謝をしていて、自由エネルギーを消費し、自分自身を更新しながら増える

2 DNA と RNA

DNA は、人とは違うただ 1 人の「私」をつくり出すもの。
RNA との違いも覚えておきましょう

「DNA 鑑定」という言葉を聞いたことがありますか？　DNA を調べることで、髪の毛 1 本からでも個人を特定することができるのですが、そもそも「DNA」とは何なのでしょうか。

DNA（デオキシリボ核酸）

　地球上の初めて生命は、海の中で生まれた、たった 1 個のアミノ酸だったといわれています。それが集まり蛋白質になって細胞が生まれ、生命の進化が始まりました。

　すべての生命の DNA は、**アデニン（A）、グアニン（G）、シトシン（C）、チミン（T）の 4 つの塩基**からなります。

　DNA は 2 つの塩基を組み合わせた二重らせん構造になっていますが、約 30 億列並んでいるといわれています。30 億の組み合わせとなると……。気が遠くなりますね。つまり、世界の人口がどんなに増えても、同じ DNA を持った人が発生する確率は限りなくゼロに近いというわけです。

　二重らせんをつくる 2 つの塩基の組み合わせには「約束」があります。それは、

- **アデニン（A）は、チミン（T）にしか結合できない。**
- **グアニン（G）は、シトシン（C）にしか結合できない。**

　というもの。細胞分裂のときには、二重らせんを解き、この約束に基づいて決まった塩基と結合することで、自分とまったく同じ DNA の複製を行っていきます。

　また、蛋白質合成のときは、RNA が行う蛋白質合成の設計図になります。DNA は二重らせんであるため分子量が大きく、核膜孔の穴を通過できません。**DNA は核の中に閉じ込められたままです。**

🍀「DNA」の構造

DNA のヌクレオチド

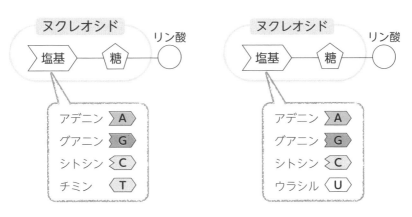

ヌクレオシド

塩基 — 糖 — リン酸 ○

アデニン	A
グアニン	G
シトシン	C
チミン	T

RNA のヌクレオチド

ヌクレオシド

塩基 — 糖 — リン酸 ○

アデニン	A
グアニン	G
シトシン	C
ウラシル	U

🍀 DNA の組み合わせの「約束」とは？

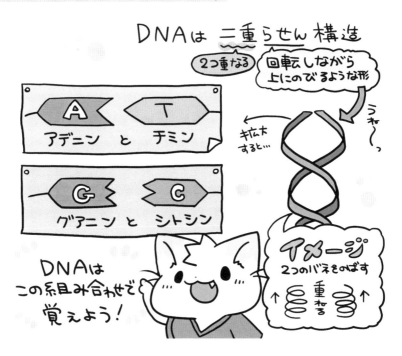

DNAは 二重らせん 構造

2つ重なる

回転しながら上にのびるような形

A と T
アデニン と チミン

G と C
グアニン と シトシン

広大するとい

うね〜っ

イメージ
2つのバネをのばす
↑ 重なる ↑

DNAは この組み合わせで 覚えよう！

RNA（リボ核酸）

RNA は DNA と違い、一重の鎖です。分子量が小さいため、核膜孔の穴を簡単に通り抜けることができます。

RNA の塩基には、チミン（T）の代わりに、ウラシル（U）が入ります。
でもなぜ、変わってしまうのでしょうか。

皆さんも友達からノートをコピーさせてもらったことがあると思います。その場合、友達のノートがオリジナルで、あなたの持っているものはコピーですよね。

RNA も DNA の遺伝情報を写し取るのですが、その際、オリジナルの DNA ではチミン（T）だったものが、コピーの RNA ではウラシル（U）に変わるのです。どっちがコピーか、わかりやすいですね。

RNA には次の 3 種類があり、それぞれが違う役割を持っています。

①メッセンジャー RNA（mRNA、伝令 RNA）

二重らせんを解いた DNA の遺伝情報である塩基配列を、先ほどの「約束」のとおりに、決まった塩基が結び付いて写し取ります。これを転写といい、チミン（T）がウラシル（U）に変わった遺伝情報を持ったメッセンジャー RNA は、連続した 3 つの塩基で 1 つのアミノ酸を指定することができます。

メッセンジャー RNA は核膜孔を通り抜け、細胞質の中に出て、リボソームに移動します。

②トランスファー RNA（tRNA、運搬 RNA）

メッセンジャー RNA の遺伝情報どおりに、アミノ酸をリボソームに運びます。

③リボソーム RNA（rRNA）

蛋白質を合成するリボソームをつくっている RNA です。リボソームではアミノ酸が合成され、それが集まって蛋白質が構成されます。

リボソーム上で、メッセンジャー RNA の塩基情報がアミノ酸の配列に読み替えられることを翻訳といいます。

❀「DNA」と「RNA」の関係

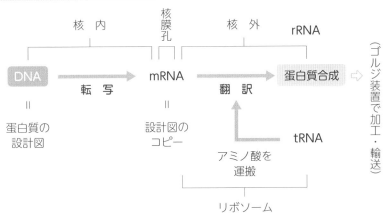

❀体内の「アミノ酸」

必須アミノ酸（9種）	非必須アミノ酸（11種）
バリン、ロイシン、イソロイシン、リシン、メチオニン、スレオニン、フェルアラニン、トリプトファン、ヒスチジン	アラニン、システイン、チロシン、グリシン、セリン、アルギニン、アスパラギン、アスパラギン酸、プロリン、グルタミン、グルタミン酸

※必須アミノ酸は体内では合成できないので、食事から摂る必要がある

※非必須アミノ酸は体内で合成できる

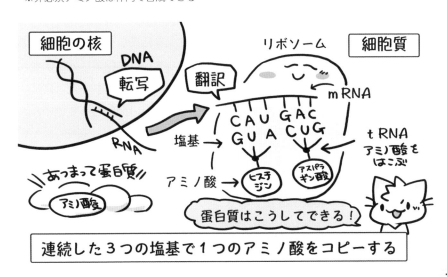

ウイルス

出る度

ウイルスと細菌の大きな違い、「自分だけで生きられるか
どうか」という点を押さえましょう

　感染症で大きな問題となる**ウイルス**ですが、他の生命と、DNA と RNA
に関して、決定的に違うところがあります。どこでしょうか?

　実は、この地球上に生きている生命は皆、同じ生命の素を持っています。
地球上のウイルス以外の生命体はすべて、共通の塩基の DNA と RNA を持っ
ていて、自分で自分の細胞を増殖させています。

　もちろん、ウイルスも共通の塩基からできていますが、**実は DNA か
RNA、どちらか一方しか持たないという特殊生命体**なのです。

　DNA しか持たないウイルスは、相手の RNA を使って自分自身を増やし
ていきます。RNA しか持たないウイルスは、相手の DNA を使って自分自
身を増やしていきます。

　つまり、**自分だけで存在することは不可能で、生きた相手に感染しないと
生きていけない**のです。

ウイルスは変異しやすい

　感染しても無害なウイルスもありますが、重大な感染症を引き起こすもの
もいます。細菌とはまったく違った存在で、原則的に**抗生物質は効きません**。

　ヒト免疫不全ウイルス(HIV)やヒト T 細胞白血病ウイルス I 型(HTLV-
1)、エボラウイルス、新型コロナウイルスなど、ヒトの命に関わるウイルス
感染症がたくさん発生しています。もちろん、抗ウイルス薬の研究も日々行
われていますが、とても難しいのが現状です。

　ウイルスは他者の DNA か RNA を使って増えていくので突然変異も多く、
鳥にしか感染しなかった鳥インフルエンザが、突然ヒトに感染するように
なったりします。これからも、突然発生する未知のウイルスが、私たちを脅
かすことになるかもしれません。

🍀「ウイルス」と「細菌（他の生命体）」の違い

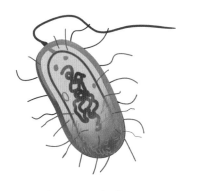

細菌

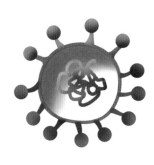

ウイルス

・自分だけで増えることが可能

・抗生物質（細菌を殺す薬）が効く

・DNAかRNA、どちらかひとつしかない

・他の生物の細胞に感染しないと
　増えることができない

・抗生物質が効かない

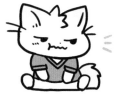

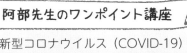

ウイルスには
細胞がないんだね

阿部先生のワンポイント講座

新型コロナウイルス（COVID-19）は RNA しか持たず、
感染した相手の DNA を使って増えていくので、突然変異
が多く起こります。感染経路としては、ウイルスが付着し
た手で鼻や目や口を触ることで起こる接触感染と、咳やく
しゃみによる飛沫感染があります。現在空気感染は確認さ
れていませんが、エアロゾルによる感染の可能性が指摘さ
れています。

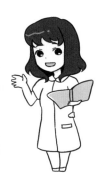

4 組織

同じ形と働きの細胞が集まったものが「組織」です。
中でも上皮組織と筋組織は試験に出やすいので要注意！

組織は同じ形と働きを持つ細胞が集まったもの。その特徴から上皮（じょうひ）組織、結合組織、**筋組織**、神経組織の４つに分けられます。

上皮組織

上皮組織は、外の環境と体の中を隔（へだ）てている組織です。

「水を一杯に入れたバケツ」をイメージしてみてください。

体の外には、熱い太陽の光や放射線、風、細菌、ウイルスなど、ヒトの体に入ってきてはよくないものがたくさんあります。それらを体の中に入れないよう、**外壁になっているのがヒトの上皮組織**です。

ここにホースが入った状態をイメージしましょう。

私たちは食事をしますが、食品をすべて消毒して食べているわけではありませんね。たとえば、お菓子を床に落としてしまっても、「３秒ルール♪」などといって、フーフーして食べてしまったりしたことはありませんか？

そのお菓子についている細菌などが体に入ってこないように、**消化管の内部はすべて粘膜という上皮組織**でできています。

また、私たちはつねに呼吸をしていますが、これもいちいち消毒した空気を吸っているわけではありません。その**空気中に含まれる細菌やウイルスが体に入ってこないように、呼吸器の内部もすべて粘膜という上皮組織でできている**のです。

このように、私たちの体を外の環境から守ってくれている上皮組織ですが、さらに、**扁平（へんぺい）上皮、円柱（えんちゅう）上皮、移行（いこう）上皮、腺（せん）上皮の４つに分ける**ことができます。

🍀「組織」の種類

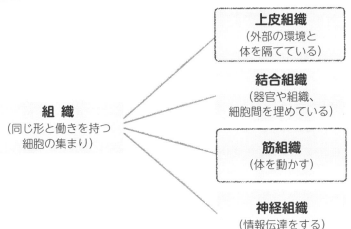

組織
(同じ形と働きを持つ
細胞の集まり)

上皮組織
(外部の環境と
体を隔てている)

結合組織
(器官や組織、
細胞間を埋めている)

筋組織
(体を動かす)

神経組織
(情報伝達をする)

🍀「上皮組織」とは？

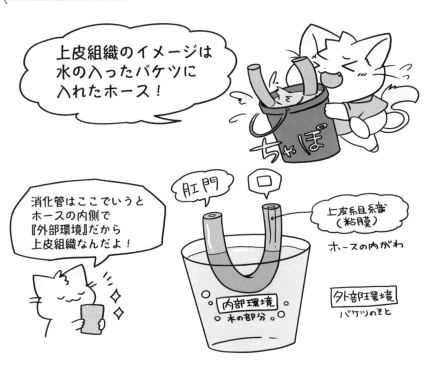

①扁平上皮

この扁平上皮は**外との接触が多い場所**にあり、細胞が扁平、つまりぺたんこになっている組織です。

とくに、外に近い皮膚や口腔粘膜、食道などは、扁平上皮が何層にも重なることで体を守っています。これを**重層扁平上皮**といいます。

②移行上皮

移行上皮は**細胞の形が1日に何回も変わる（移行）する組織**です。

では、1日に何回も形が変わる細胞の組織とは、どんなものでしょうか？

膀胱におしっこがたまる状態で考えてみましょう。トイレに行ったばかりの膀胱は空っぽですが、このときの細胞は丸くコロンとしています。

その後、徐々におしっこがたまり、膀胱がパンパンにふくらむと、細胞は引き延ばされて細くなります。

この引っ張られて形の変わる組織が移行上皮です。**膀胱・尿管・腎盂など**の泌尿器官系の組織が、移行上皮となります。

③腺上皮

腺上皮は、分泌液を分泌する腺のことです。

腺上皮には内分泌腺と外分泌腺がありますが、違いはひとつだけ。それは、**「分泌液を分泌するための導管があるかないか」**です。

● **導管がある……外分泌腺**

外分泌腺は胃液や膵液などの分泌液を、導管を使って決まった場所に分泌します。胃液は胃からしか分泌されず、膵液は膵臓からしか分泌されません。消化腺や乳腺、汗腺、涙腺などが代表です。

● **導管がない……内分泌腺**

内分泌腺は導管を持たず、分泌液であるホルモンを毛細血管に分泌することで、全身に影響を与えます。

❀「上皮組織」の種類

上皮組織		ある場所
扁平上皮	重 層	皮膚（表皮）、粘膜（口腔、食道、尿道、腟など）
	単 層	肺胞や腹膜（中皮）、血管（内皮）
単層円柱上皮		胃・腸の粘膜上皮
移行上皮		膀胱、尿管、腎盂
多列線毛上皮		気管、精管

※特殊な円柱上皮として、立方上皮がある

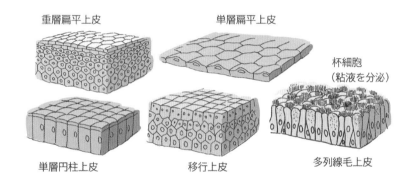

重層扁平上皮　　　　単層扁平上皮

杯細胞
（粘液を分泌）

単層円柱上皮　　　　移行上皮　　　　多列線毛上皮

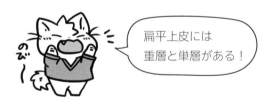

扁平上皮には
重層と単層がある！

阿部先生のワンポイント講座

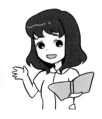

国家試験を受ける上でとくに重要なのは、扁平上皮と移行
上皮、腺上皮です。この３つの役割と特徴はしっかり押
さえておきましょう！

5 癌

上皮組織にできる悪性腫瘍が「癌」です。悪性腫瘍と癌を
イコールだと思う人も多いようですが、違います

癌(がん)と呼ばれるのは、上皮組織にできる悪性腫瘍(しゅよう)です。

間違えている人がとても多いのですが、**悪性腫瘍＝癌ではありません。悪性腫瘍≧癌**なのです。

癌はすべて悪性腫瘍ですが、悪性腫瘍のすべてが癌ではないのです。

腫瘍ってそもそも何？

腫瘍とは、もともと正常な細胞だったものが勝手にどんどん増殖していってしまう疾患(しっかん)です。その中でも発育速度が速く、周囲の細胞の間に浸潤的(しんじゅんてき)に増殖し、全身への影響が大きいものを**悪性腫瘍**と呼びます。

腫瘍は、発生のもととなる細胞や組織の種類によって、上皮性と非上皮性に分かれ、中でも**悪性かつ上皮性のものを癌**と呼びます。

悪性かつ非上皮性のものは**肉腫**(にくしゅ)と呼びます。たとえば、非上皮性の筋肉にできた悪性腫瘍は筋肉腫、骨にできた悪性腫瘍は骨肉腫です。筋肉癌、骨癌とはいいません。

それぞれの上皮にできる癌の特徴は下記のとおりです。

扁平上皮癌

外部との接触が多い扁平上皮にできる癌。皮膚癌、口腔癌、喉頭癌、食道癌、子宮頸癌など。

腺 癌

分泌腺の多いところにできる癌。外分泌腺だけではなく、内分泌腺に発生する悪性腫瘍も含まれます。胃癌、大腸癌、膵臓癌(すいぞう)、前立腺癌、子宮体癌など。

移行上皮癌

細胞が引っ張られて形が変わるところにできる癌。膀胱癌、尿管癌など。

「癌」と「腫瘍」の違いと、癌の種類を知ろう！

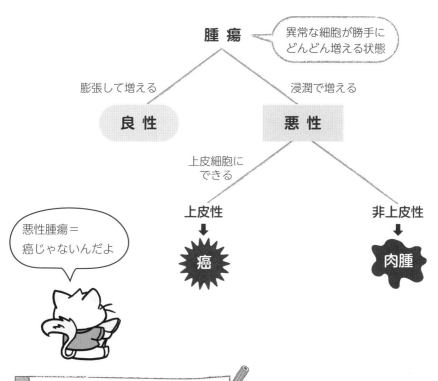

腫瘍

> 異常な細胞が勝手に
> どんどん増える状態

膨張して増える
浸潤で増える

良性　　　　　　**悪性**

上皮細胞に
できる

上皮性　　　　　　　非上皮性

↓　　　　　　　　　↓

癌　　　　　　　　　肉腫

> 悪性腫瘍＝
> 癌じゃないんだよ

阿部先生のワンポイント講座

ちゃんと勉強したはずなのに、癌の組織学的分類で扁平上皮癌、腺癌、移行上皮癌……と出題されると、思い出せなくなる人がいます。

それはそれぞれの癌の違いを丸暗記しているから。できる場所とその意味を理解して勉強していきましょう。

たとえば、扁平上皮癌であれば「体のどこが外部との接触が多いのか」を考えます。すると、自ずとどこにできる癌かわかりますよね。

同じように、腺癌は「分泌腺が多いのはどこか」、移行上皮癌は「細胞の形が変わるところはどこか」を考えましょう！

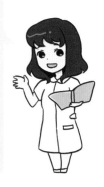

⑥ 筋組織

上皮組織と並んで覚えておきたいのが「筋組織」。
体を動かすものですが、役割から3種類に分かれます

　筋組織には、骨格を動かす**骨格筋**、心臓以外の内臓や血管の壁をつくる**平滑筋**、心臓を動かす**心筋**の3種類があります。

　筋組織は、太い**ミオシンフィラメント**と細い**アクチンフィラメント**の2つの筋原線維からなります。「筋肉の収縮」とは、アクチンフィラメントがミオシンフィラメントの上に滑り込むことで長さが短くなることをいいます。

　3つの筋組織の役割と特徴は、下記のとおりです。

骨格筋

　骨格を動かす骨格筋は、ミオシンフィラメントとアクチンフィラメントが規則正しく並んで、横に筋が入ったように見えるので**横紋筋**ともいいます。素早く、強い収縮力を発揮し、走る・重いものを持ち上げるといった身体運動に関わります。

　骨格筋は**自分の意思で思うように動かすことができる随意筋**です。長く走ると次の日に筋肉痛になるように、疲れやすい筋肉でもあります。

平滑筋

　心臓以外の内臓や血管壁をつくる平滑筋は平らで薄い筋肉。内部の空間を確保しつつ、疲れにくい筋肉という特徴があり、**自分の意思とは無関係に、自律神経とホルモンでコントロールされる不随意筋**です。

心 筋

　心筋は、骨格筋と平滑筋のいいとこ取りをした筋肉。素早く強い収縮力を発揮する骨格筋の特徴と、内部の空間を確保しつつ自律神経とホルモンでコントロールされる平滑筋の特徴をあわせ持つ、**疲れにくい筋肉**です。

　心筋も、**自分ではコントロールできない不随意筋**です。

🍀「筋組織」の違いと特徴を知ろう！

	横紋	随意性	支配している神経	収縮性	疲労	再生能力
骨格筋	あり	随意筋	体性・運動神経	敏速	しやすい	弱い
心筋	あり	不随意筋	自律神経	敏速	しにくい	なし
平滑筋	なし	不随意筋	自律神経	ゆるやかで持続的	しにくい	弱い

阿部先生のワンポイント講座

国家試験で筋肉の収縮についての問題が出ると、「どっちがどっちに滑り込むんだっけ……？」と迷う人も多いようです。

ここは単純に「アクチンはアクティブだ！」と覚えてしまいましょう。つまり、アクティブなアクチンがミオシンの上に滑り込むと覚えれば、覚えやすくなりますよ。

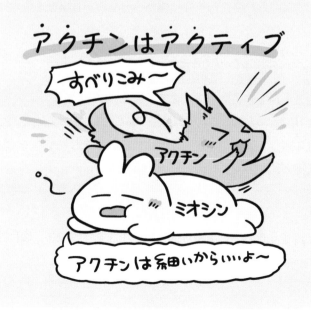

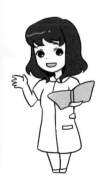

7 細胞内液と細胞外液

ヒトの体重の半分以上は水分。細胞の中の水分である
細胞内液と、細胞の外側の水分である細胞外液があります

ヒトの体液は、細胞の中の水成分である**細胞内液**（ないえき）と、細胞の外側の水分である**細胞外液**（がい）に分かれます。

この2つは体内における割合や、**電解質**（でんかいしつ）の組成が違います。

細胞外液と細胞内液の割合

ヒトの体重の半分以上は水分ですが、その割合は、年齢や性別によって変わってきます。

成人男性では体重の約60%が水分で、そのうち**細胞内液が約40%**、**細胞外液が約20%**です。

女性は、二次性徴によって出産に備え皮下脂肪（脂肪は水と混合しない）の多い柔らかな体つきになるため、一般的に体内水分量が男性よりも少なめです。

年齢で見た目の印象が変わるのは体液の量のせい？

細胞内液は、**生後3ヶ月をすぎたら成人までずっと40%のまま**です。

新生児と高齢者だけちょっと少ないのですが、高齢者だけがカサカサして乾燥した印象を受けるのは、新生児と比べると細胞外液も少ないからです。

細胞外液は新生児期が最も多く、なんと成人の倍以上もあります。

だから、新生児はぷくぷくと丸みを帯びた可愛らしい体つきをしているのです。

その後、生後3ヶ月をすぎた頃に減少しはじめ、1歳をすぎたら、後は高齢者になるまで変わらず20%のままです。

🍀ヒトの体は半分以上が水分！

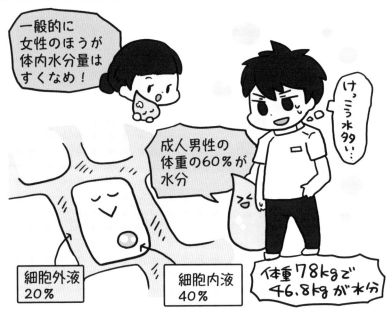

一般的に
女性のほうが
体内水分量は
すくなめ！

成人男性の
体重の60％が
水分

けっこう水多い…

細胞外液
20％

細胞内液
40％

体重78kgで
46.8kgが水分

🍀「細胞内液」と「細胞外液」の年齢による違い

	新生児	3ヶ月〜1歳	1歳〜成人	高齢者
全体液量	80％	70％	60％	50〜55％
細胞内液	35％	40％	40％	30〜35％
細胞外液	45％	30％	20％	20％

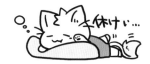

休けい…

8 細胞外液と細胞内液の電解質の違い

細胞外液も細胞内液も電解質が含まれますが、
多く含まれているものが違います

細胞外液に含まれる電解質

太古、海から命が生まれ、私たちの祖先は**細胞膜**で外界と自分を遮（さえぎ）り、命として独立しました。細胞外液は、細胞が浮かんでいる体内の "海" なのです。

海の水は塩の味がしますが、塩の電解質は NaCl。細胞外液の電解質も、ナトリウム（Na）とクロール（Cl）が最も多いのです。

細胞膜は 16 ページで説明した半透膜です。中と外で物質の濃度が違った場合、濃度の濃いほうから薄いほうへ物質が移動します。これを**受動輸送**（じゅどうゆそう）といいます。

電解質は小さいので、ナトリウムも半透膜の穴をたやすく通過しますが、独立した生命であり続けるために、細胞内に入ってくるナトリウムをエネルギーを使って細胞の外へ排出する**能動輸送**（のうどう）（ナトリウムポンプ）があります。これによって、細胞内と細胞外の電解質の違いが保たれています。

細胞内液に含まれる電解質

細胞内液に多く含まれる電解質はカリウム（K）です。ナトリウムポンプによって、ナトリウムと拮抗（きっこう）しています。

半透膜を通ってナトリウムが細胞内へ入ると（**脱分極**（だつぶんきょく））、一時的にカリウムが細胞外へ押し出されます（**再分極**（さい））。その後、能動輸送が起こってナトリウムが細胞外に排出され、もとの状態に戻ります。この反応を**活動電位**（でんい）といいます。

また、ナトリウムとカリウムは、副腎皮質（ふくじんひしつ）の電解質コルチコイド（アルドステロン）によって、拮抗的にコントロールされています。

🍀「半透膜」のしくみ

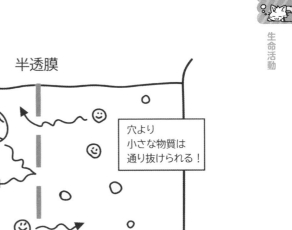

半透膜

膜の穴より
大きな物質は
通り抜けられない！

穴より
小さな物質は
通り抜けられる！

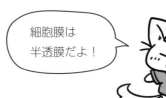

細胞膜は
半透膜だよ！

阿部先生のワンポイント講座

細胞外液（体内の海。ナトリウムが多い）と細胞内液（カリウムが多い）の違いを保つため、ATP というエネルギーを使って細胞内にカリウムを取り込み、細胞外へナトリウムを排泄するしくみをナトリウムポンプといいます。神経伝達や体内の電解質バランスの保持に役立っています。

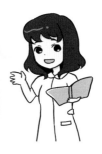

9 異化と同化

異化と同化はヒトの代謝の代表的なもの。エネルギーを
つくったり、そのエネルギーを消費するしくみです

合成や分解など、物質の性質を変える**代謝**の代表が、**異化**と**同化**です。

異化

異化はひと言でいうと「**大きなものを小さくする過程**」です。

ご飯を食べて糖質を吸収する場合、ご飯を歯で噛み砕き、唾液のアミラーゼを混ぜ、舌を使って喉の奥に押し込んで飲み込みます。そうして小さくなった糖質を膵液のアミラーゼでさらに分解し、小腸のマルターゼでグルコース（ブドウ糖）にまで分解します。

グルコースは糖質の最小物質ですから、半透膜である小腸の壁を通過することができます。小腸の絨毛表面の酵素で消化・吸収されることを膜消化といいます。このように、**高分子の化合物が、低分子の簡単な物質になることを異化**といいます。

大きい岩をハンマーで砕くと、火花が飛びますよね。火花はエネルギー。つまり、異化は、エネルギーを産生する過程であるともいえます。

同化

同化はひと言でいうと「**小さなものから大きなものをつくる過程**」です。

蛋白質は異化によって小さく分解され、小腸でアミノ酸として吸収されて門脈を通り、肝臓に運ばれていきます。そして肝臓で、私たちの細胞のもとになる「私のDNAと私のRNAを持った、私の蛋白質」がつくられます。このように、**体内で簡単な物質から高分子の複雑な化合物が合成されることを同化**といいます。

小さなブロックでお城をつくるとエネルギーを使うので、お腹が空きますね。**同化は、異化でつくり出したエネルギーを消費する過程**ともいえるのです。

❀「異化」と「同化」を知ろう！

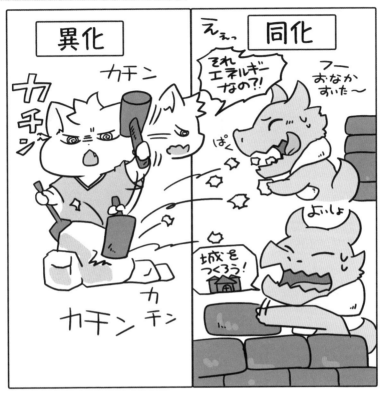

阿部先生のワンポイント講座

異化で、糖質であるグルコースがピルビン酸に分解される過程を解糖系といいます。このときに取り出すことのできるエネルギーはたった 2mol ですが、この後、ミトコンドリア内の TCA 回路と電子伝達系で異化が行われ、条件さえよければ、合わせて 36mol のエネルギーを取り出すことができます。

同化は、アミノ酸から筋肉などの蛋白質をつくるようなものと思ってください。

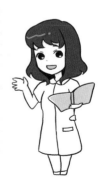

10 浸透圧

浸透圧は基本的に、濃度の濃いほうから薄いほうへ
物質が移動しますが、例外もあります

浸透圧とは、濃度の違う2種類の水が半透膜を介して隣り合ったときに、濃度を一定にしようとして中の物質が移動することです。

通常は、濃いほうから薄いほうへ物質が移動するのですが、2つだけ例外があります。それが、**血漿（血清）浸透圧**と**膠質浸透圧**です。

なお、**血漿**と**血清**はどちらも血液の水成分（血液中の細胞は血球なので、それ以外の水成分は細胞外液）です。血漿と血清の違いは、「血液凝固因子であるフィブリノゲンが入っているかいないか」です。

血漿（血清）浸透圧

ナトリウム濃度で考えましょう。細胞外液中のナトリウムが細胞内に移動しようとするとナトリウムポンプで排出されてしまい、結局は移動できません。そこで、ナトリウムは自分が移動する代わりに、半透膜を容易に移動できる水を使います。つまり、**濃いほうを薄めるために、薄いほうから水を引っ張り込もうとする**わけです。

膠質浸透圧

「**膠質**」は蛋白質のこと。血液の蛋白質の半分以上はアルブミンという血漿蛋白質なので、アルブミンの濃度と考えても問題ありません。

体内の蛋白質は、アミノ酸を使って肝臓で代謝（同化）した高分子で複雑な化合物であり、半透膜の穴よりも大きな構造体なので、蛋白質は半透膜を通過できません。そこで、**蛋白質の濃度の濃いほうを薄めるために、薄いほうから分子量の小さい水を引っ張り込もうとする**のです。

つまり、**血漿（血清）浸透圧も膠質浸透圧も、「濃度の濃いほうが、薄いほうから水を引き付ける力」**と考えればOKです。

✾「血漿」と「血清」はどう違う？

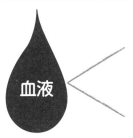

血　漿
フィブリノゲンを
含んだ水成分

血　清
すでに血液が固まっていて、
血液凝固のためにフィブリノゲンが
使われた後の水成分

✾「血漿（血清）浸透圧」と「膠質浸透圧」のしくみ

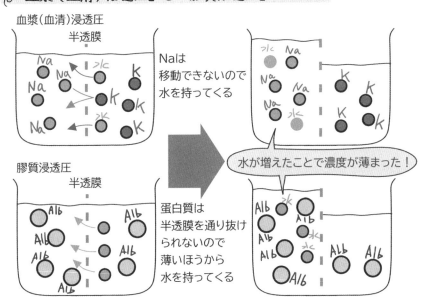

血漿（血清）浸透圧
半透膜

Naは
移動できないので
水を持ってくる

水が増えたことで濃度が薄まった！

膠質浸透圧
半透膜

蛋白質は
半透膜を通り抜け
られないので
薄いほうから
水を持ってくる

阿部先生のワンポイント講座

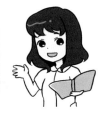

浸透圧にはフィブリノゲンの有無は関係ないため、血漿浸
透圧でも血清浸透圧でも意味や考え方は同じ。問題を解く
とき、言葉に惑わされないようにしましょう！

11 酸塩基平衡①
しくみと呼吸

酸塩基平衡はヒトの体を弱アルカリ性に保とうとする働き。
酸性とアルカリ性の"シーソー"です

　ヒトの体の pH は、様々な仕組みにより 7.4±0.05 の弱アルカリ性に保たれています。この調節機能を**酸塩基平衡**といいます。

　自然界の pH は 0 ～ 14 まであり、数字が小さいほうが酸性、大きいほうがアルカリを表します。アルカリ性に傾いた状態を**アルカローシス**、酸性に傾いた状態を**アシドーシス**といいます。

体内の酸性物質とアルカリ性物質

　酸塩基平衡を考えるには、**ヒトの体で明らかに酸性な物質（5つ）と、明らかにアルカリ性の物質（2つ）の物質は何かを把握し、シーソーのようにバランスをとっている**とイメージしましょう。

```
── 酸性物質 ──              ── アルカリ性物質 ──
①二酸化炭素 ②尿 ③胃液       ①腸液
④ケトン体 ⑤H⁺      など      ② HCO₃⁻（重炭酸イオン、炭酸水素イオン）など
```

①二酸化炭素　②尿　③胃液　④ケトン体　⑤H^+　など

①腸液
② HCO_3^-（重炭酸イオン、炭酸水素イオン）など

呼吸と酸塩基平衡

　呼吸に関する物質で明らかに酸性なのは二酸化炭素（CO_2）です。酸素は名前から酸性と誤解されがちですが、pH には関与しません。

　呼吸性アシドーシスは、酸性の二酸化炭素が呼気として排出できなくなったため、酸塩基のシーソーが酸性に傾いたことで起こるもの。呼気性の呼吸器困難を起こす疾患（肺気腫、肺炎、気管支喘息など）はすべて、重症化すると呼吸性アシドーシスを起こす可能性があります。

　呼吸性アルカローシスは、二酸化炭素を呼気として排出しすぎてしまった場合に起こります。過換気症候群などが該当します。

❀「酸塩基平衡」の考え方

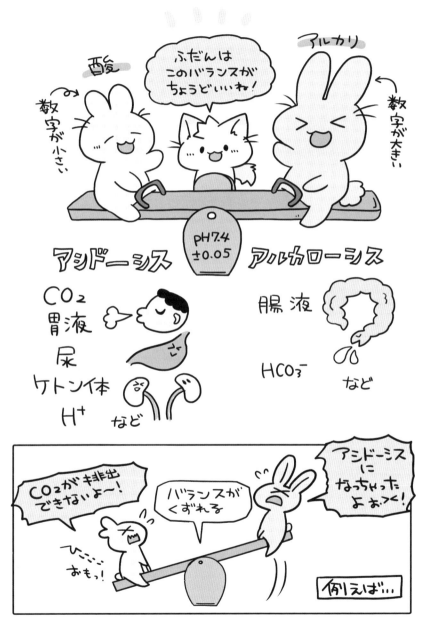

12 酸塩基平衡②
代謝に関する物質

呼吸以外で酸塩基平衡に関係する物質はすべて代謝性です。
ここでは6つを押さえましょう

代謝とは、体内で物質の性質を変えることです。

呼吸は体内で発生した二酸化炭素をそのまま排出するので、物質の性質を変えているわけではありませんが、呼吸以外の酸塩基平衡に関係する物質は代謝性のものです。

①尿

血液の中の余分な水・毒物・老廃物・不要物は、尿として排泄されます。

食事内容によって変わることもありますが、一般的な尿はpH5～7の弱酸性です。

腎不全などで乏尿、無尿になり酸性の尿を体から排泄できなくなると、酸塩基のシーソーは酸性に傾いて代謝性アシドーシスになります。

逆に、利尿薬の服用や、**尿崩症などで大量の尿が出すぎる状態になると、代謝性アルカローシスになります。**

アルカリ性物質が多くならなくても、シーソーの反対側の酸が軽くなることでもアルカローシスになるのです。

②胃液

胃液はpH1～2の強酸性の物質です。

胃液がたまりすぎる病気はありませんが、失われる病態はあり、頻回に起こる嘔吐がそれに当たります。

嘔吐によって強酸性の胃液が体外に出てしまうと、酸塩基のシーソーがアルカリ性に傾いて、代謝性アルカローシスになります。

代謝性アシドーシス

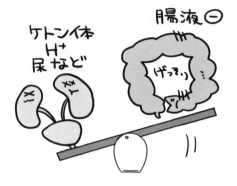

代謝性アルカローシス

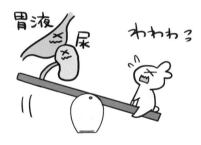

尿・胃液などの排出量が増えて
アルカリ性に傾いている

代謝は体内で物質の
性質を変えることだよ

③ケトン体

　ケトン体は、脂肪がエネルギーとして分解される際に産出される酸性物質。糖尿病や飢餓（きが）のため、血液中のグルコース（血糖）が不足すると、体は皮下脂肪や内臓脂肪を分解して、生きるためのエネルギーを得ようとします。そのとき、**酸性のケトン体が大量に発生すると体のpHが酸性に傾いて、代謝性アシドーシスを起こします。** ケトン体が原因のアシドーシスなので、**ケトアシドーシス**といいます。

④ H⁺（水素イオン）

　pHとは水素イオン指数のことで、水素イオンの量を表す数字です。H^+は酸性の物質。生命活動の結果、ヒトの体は様々なところでH^+を発生させますが、それを呼気に混ぜたり、尿に混ぜたりして体外に捨てているのです。

⑤ 腸液

　胃液は強酸性の物質ですが、胃には粘液が副細胞から分泌されていて、強酸性の胃液で胃粘膜が溶けてしまわないように保護しています。

　しかし、腸にはそんな保護物質は存在しないので、強酸性の胃液がそのまま腸に流れてくると、腸は穴だらけになってしまいます。それでは困るので、腸からはアルカリ性の液体が分泌されて、胃液の酸性を中和しています。

　腸液が大量に分泌される病気はありませんが、失われる病態はあり、頻回（ひんかい）に起こる下痢がそれに当たります。**下痢によってアルカリ性の腸液が体外に出てしまうと、体内pHが酸性に傾いて代謝性アシドーシスになります。**

⑥ HCO₃⁻（重炭酸イオン、炭酸水素イオン）

　HCO_3^-は体液中に存在するものの比較的不安定な物質で、同じ体液中の水素イオンと結合することで安定します。

　体液は酸性の水素イオンを奪われてしまった結果、アルカリ性になります。HCO_3^-自体はアルカリ性ではありませんが、体液をアルカリ性に変える物質と理解しましょう。

❀「胃液」と「腸液」の関係

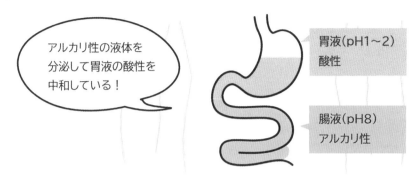

アルカリ性の液体を
分泌して胃液の酸性を
中和している！

胃液（pH1〜2）
酸性

腸液（pH8）
アルカリ性

❀「HCO_3^-」の働き

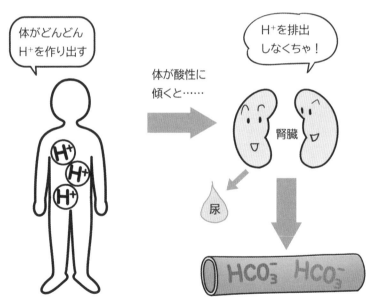

体がどんどん
H^+を作り出す

H^+を排出
しなくちゃ！

体が酸性に
傾くと……

腎臓

尿

HCO_3^-　HCO_3^-

血管がHCO_3^-を再吸収して体がアルカリ性に傾く

13 酸塩基平衡③ 代償性変化

pHの傾きをもとに戻そうとする働きが代償作用。
そのときの物質の増減を覚えましょう

　酸塩基平衡に異常が起こってpHのシーソーが傾いてしまうと、意識を保つことができなくなります。その傾きを戻そうとする働きを**代償作用**といい、**代償性変化**は、その際の物質の増減を表します。

呼吸性アシドーシスと呼吸性アルカローシス

　呼吸性アシドーシスは、二酸化炭素が排出できなくなることで体内pHが酸性に傾いているので、アルカリ性物質を同じだけ増やせばよいのです。

　つまり、**体液をアルカリ性に変えるHCO_3^-を増やすことで、シーソーはもとに戻ります。**

　逆に、呼吸性アルカローシスでは、二酸化炭素を排出しすぎてアルカリ性に傾いているので、アルカリ性物質を同じだけ減らせばよいのです。

　つまり、**HCO_3^-を減らすことで、シーソーはもとに戻ります。**

代謝性アシドーシスと代謝性アルカローシス

　代謝性アシドーシスでは、体内の尿やケトン体、H^+などの酸性物質が増えるか、アルカリ性の腸液が失われるなどでシーソーが酸性に傾いているので、酸性物質のうち捨てやすいものを捨てればよいのです。

　代謝性疾患では呼吸に異常はないので、一番捨てやすい二酸化炭素を、呼吸を促進することで捨てます。すると、**動脈血内の二酸化炭素の量を表す動脈血二酸化炭素分圧（$PaCO_2$）が減ることでシーソーはもとに戻ります。**

　逆に、代謝性アルカローシスでは、尿や胃液の排出量が増えるなどでアルカリ性に傾いているので、二酸化炭素の排出量を減らして酸性物質を相対的に多くすればよいのです。

　呼吸を抑制することで、$PaCO_2$が上昇し、もとに戻ります。

❀「代償作用」のしくみ

呼吸性アシドーシス

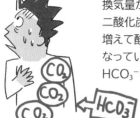

換気量が少なくなり
二酸化炭素が
増えて酸性に
なっているので
HCO_3^-を増やす

呼吸性アルカローシス

換気量が多くなり
二酸化炭素が
減りすぎて
アルカリ性になって
いるのでHCO_3^-を
減らす

代謝性アシドーシス

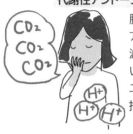

腸液など
アルカリ物質が
減って酸性になって
いるので
二酸化炭素を
捨てる

代謝性アルカローシス

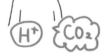

尿などH^+が減って
アルカリ性になって
いるので二酸化炭素の
排出を抑える

❀代償作用における物質の変化

	H^+の変化	pHの変化	一次性変化	代償性変化	原因になる疾患
呼吸性アシドーシス	↑	低下↓	$PaCO_2$ 増加↑	HCO_3^- 増加↑	肺気腫、肺炎
呼吸性アルカローシス	↓	上昇↑	$PaCO_2$ 減少↓	HCO_3^- 減少↓	過換気症候群
代謝性アシドーシス	↑	低下↓	HCO_3^- 減少↓	$PaCO_2$ 減少↓	腎不全、糖尿病
代謝性アルカローシス	↓	上昇↑	HCO_3^- 増加↑	$PaCO_2$ 増加↑	嘔吐

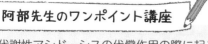

阿部先生のワンポイント講座

代謝性アシドーシスの代償作用の際に起こる、大きくて深
い呼吸を「クスマウルの大呼吸」といいます。

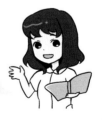

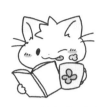

呼吸性アシドーシス

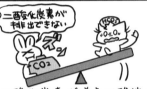

二酸化炭素が増えて酸性に

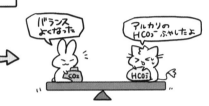

呼吸性アルカローシス

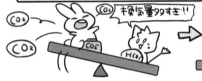

二酸化炭素を出しすぎて
アルカリ性になっている

アルカリ性の
HCO_3^- も
同じくらい減らす

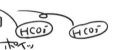

代謝性アシドーシス

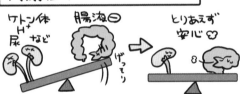

尿、H^+、ケトン体
などの酸性物質が増えるか
腸液などのアルカリの物質
が減少して酸性に
なっているので
酸性の二酸化炭素を減らす

代謝性アルカローシス

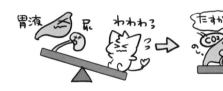

酸性の
二酸化炭素を
増やす

第 2 章

血 液

血液の中にはいろんな機能を持つ
血球がいるよ。それぞれ何を
しているのか役割を把握しておくと、
血液に関係する疾患について
学んだときに理解につながるよ！

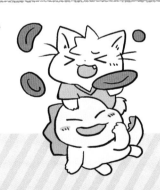

1 造血

血液は、血球と血漿からなります。
「造血」は、血球をつくり出すシステムです

　ヒトが必要とする血球を、必要とするタイミングでつくり出すシステムを造血といいます。

造血組織

　血液の細胞成分である血球には、赤血球、血小板、白血球の3種類があります。**血球は、原則として骨髄でつくられます。**

　胎児期には、どんどん成長する体に合わせて、毎日必要となる血液の量が増えていくため骨髄だけでは足りず、肝臓や脾臓でも血球をつくっています。

　出生後は胎児期に比べて体の成長速度が落ちていくので、肝臓や脾臓は造血機能を失い、造血は骨髄だけで行うようになります。

　造血中の骨髄は、赤血球の影響で赤く見えるため、**赤色骨髄**と呼ばれます。

　生まれたばかりの赤ちゃんは胎児期ほどではないとしても、毎日どんどん体が大きくなりますが、1ヶ月、2ヶ月と過ぎると成長のスピードは遅くなります。出生直後はすべての骨髄で造血していますが、徐々に細い骨から造血機能を失って脂肪に置き換わっていくのです。

　脂肪が黄色く見えるので、造血機能を失った骨髄を**黄色骨髄**と呼びます。

多能性幹細胞

　すべての血球のもとになるのは、骨髄に存在する**多能性幹細胞**といわれる細胞です。この多能性幹細胞から分かれた骨髄系幹細胞から、赤血球・血小板・白血球がつくられます。また、リンパ系幹細胞からはT細胞、B細胞がつくられていきます。

✿血液細胞はこう分かれる！

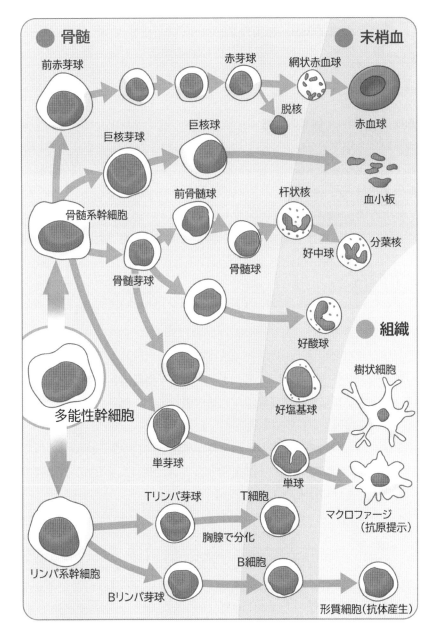

● 骨髄

前赤芽球

赤芽球　網状赤血球

脱核

赤血球

● 末梢血

巨核芽球　巨核球

血小板

骨髄系幹細胞

前骨髄球　杆状核

分葉核

好中球

骨髄芽球　骨髄球

好酸球

● 組織

多能性幹細胞

好塩基球

樹状細胞

単芽球

単球

マクロファージ
（抗原提示）

Tリンパ芽球　T細胞

胸腺で分化

B細胞

リンパ系幹細胞

Bリンパ芽球

形質細胞（抗体産生）

2 赤血球

出る度
👣👣👣

血球の中で一番数が多いのが「赤血球」です。
でも、なぜ一番多いのでしょうか？

赤血球の機能

赤血球の仕事は、**酸素の運搬**。16 ページで「ミトコンドリアは酸素を使って大きなエネルギーを生み、ヒトに提供する」と書きましたが、酸素のない状態で生み出せるエネルギーは 2mol です。ミトコンドリアは酸素を使って、条件さえよければ 36mol という、約 16 倍のエネルギーを産出します。

しかし、赤血球が足りなくなって貧血になると、酸素が運ばれなくなってエネルギー不足になります。これが、貧血で倦怠感が起こる主な要因です。

赤血球の構造

赤血球は骨髄で赤芽球にまで成長し、末梢血に出る前に**脱核**（赤芽球の核が成熟して細胞の外に出る）を起こします。

赤血球が酸素を届けるのは全身の細胞ですから、酸素の必要量は全身の細胞の数、つまり体の大きさで決まります。そして**赤血球をどのくらいつくるかは、体の大きさに合わせて骨髄が一括管理**します。そのため、勝手に増殖しないように DNA のある核を抜いてしまうのです。

核を抜かれた赤血球は、核のあった真ん中がへこむので、円盤状の形と呼ばれています。核がなければ、悪性腫瘍化しても増殖はしません。「赤血球病」という病気がないのはそのためです。

赤血球の数

血液成分のうち赤血球の基準値だけ男女で違うのは、**二次性徴の結果、男性のほうが体が大きくなるから**です。体の大きさに合わせて骨髄が赤血球をつくるのですから、体が大きく、また、酸素消費量の多い筋肉質な男性のほうが、一般的に赤血球数が多くなるわけです。

赤血球の「脱核」とは？

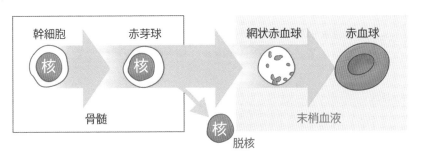

赤血球だけ男性のほうが多いのはなぜ？

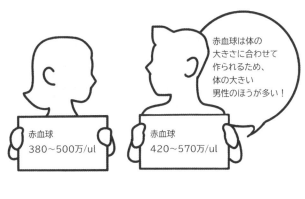

赤血球は体の
大きさに合わせて
作られるため、
体の大きい
男性のほうが多い！

赤血球
380〜500万/ul

赤血球
420〜570万/ul

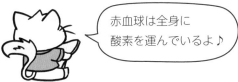

赤血球は全身に
酸素を運んでいるよ♪

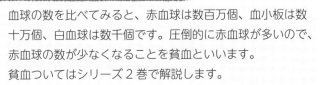

阿部先生のワンポイント講座

血球の数を比べてみると、赤血球は数百万個、血小板は数
十万個、白血球は数千個です。圧倒的に赤血球が多いので、
赤血球の数が少なくなることを貧血といいます。
貧血ついてはシリーズ2巻で解説します。

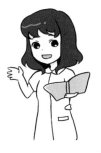

3 白血球

「白血球」は、その名のとおり無色の細胞。
そして、血球の中で唯一、核を持った細胞です

白血球は血球の中で唯一、核を持ちますが、その理由は役割にあります。

白血球の働きと種類

白血球の働きは**生体防御**、つまり細菌など体に害をなすものが入ってきたとき、それを排除する役割を担います。そのため、いつも**少数の白血球が体中の組織をパトロールし、排除する相手を見つけると、骨髄での増殖を待たず、自分で自分を分裂させて相手に立ち向かいます。**

しかし、核がないと細胞分裂ができません。ですから、白血球は核を持って末梢血の中に出てくるのです。白血球の数が赤血球や血小板に比べて少ないのは、白血球が分裂できるからです。

また、血球は血管の半透膜よりも大きいので、通常、血球（赤血球と血小板）は血管の外には出られません。しかし、白血球はアメーバー状なので、自分の形を血管の穴に合わせて変え、自由に出入りすることが可能です。

ただし、全身の細胞に出入りできることで、悪性腫瘍化すると勝手に増殖を繰り返し、全身に大きな影響を与えることにもなります。

白血球は顆粒球とリンパ球、単球の3種類

顆粒球は、細胞の中に殺菌性の酵素が入った小さな顆粒を持っている白血球です。排除する相手を見つけると、自分の中に飲み込みます（**貪食**）。貪食した相手が白血球内で動いて顆粒に触れると、中の殺菌性の酵素が飛び出し、相手を殺します。

リンパ球は、液性免疫、細胞性免疫に関与します。

単球は、炎症に反応して組織内に移動し、**マクロファージ**と呼ばれます。貪食作用の他、抗原提示作用があります。

❀「白血球」の3つの種類

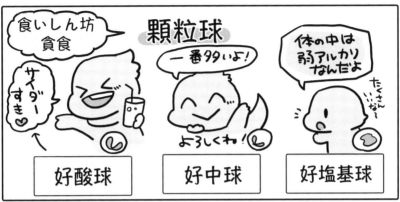

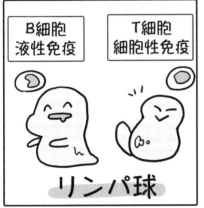

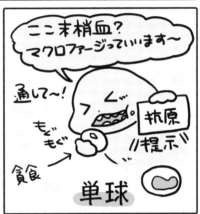

阿部先生のワンポイント講座

顆粒球は、酸性の環境が好きな好酸球と、アルカリ性が好きな好塩基球、中性が好きな好中球がいます。ヒトの体はpH7.4の弱アルカリ性ですが、自然界の0〜14というpHの中では中性に近いので、中性環境が好きで貪食作用の一番強い好中球が、顆粒球の中では一番多く存在します。

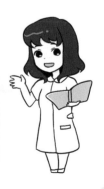

4 血液凝固

血液が固まるしくみが「血液凝固」。
一次止血と二次止血という流れがあります

　血管に穴が開いて血液が流れ出てしまうと、組織に酸素や栄養が届かなくなってしまいます。それでは生命活動に支障が出ますから、血管の穴はすみやかに修復されます。血液凝固は**一次止血**と**二次止血**という段階を踏みます。

一次止血

　小さな血の板になった**血小板**が、血管の穴に集まって粘着・凝集することで穴を塞いでいきます。

二次止血

　血小板の働きで穴は塞がれましたが、血管の中は血液がすごいスピードで流れているため、血小板が集まっただけでは崩されてしまう可能性があります。それを補強するのが、**血液凝固因子**が行う二次止血です。
　主な血液凝固因子は、次の4つがあります。

①**フィブリノゲン**

　血漿蛋白質のひとつ。血液凝固の最後に、凝集した血小板の上に網をかけて固めます。

②**プロトロンビン**

　肝臓でつくられる因子ですが、ビタミンKがないとつくることができません。

③**組織因子**

　血管以外に筋肉や皮膚などの組織が損傷したときに発動する外因系因子です。以前は組織トロンボプラスチンとも呼ばれていました。

④**カルシウムイオン**

　いくつかの凝固因子が働くとき、カルシウムイオンの協力が必要です。カルシウムイオンが存在しなければ血液は固まりません。

🍀「血液凝固」のしくみ

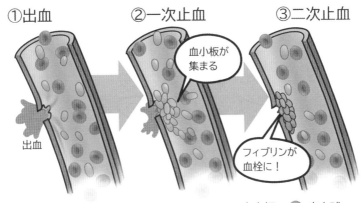

①出血　②一次止血　③二次止血

血小板が集まる

フィブリンが血栓に！

出血

● 血小板　● 赤血球

①出血　血管が傷ついて血が出る。

②一次止血（血小板の凝集）　血液中の血小板が集まって、血小板血栓ができる。

③二次止血（血液凝固因子の活性化）　血液中の凝固因子が活性化して、
　網目の形状をしたフィブリンができ、血小板をつかまえると血栓となって
　傷口をふさぐ。

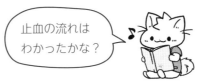

止血の流れは
わかったかな？♪

阿部先生のワンポイント講座

血液凝固因子は 12 個あります。Ⅰ番からⅩⅢまで番号が
ついていますが、働く順番ではなく、見つかった順番で
す。「これが凝固因子だ！」と発見した研究者は、学会に
報告して番号をつけて登録していきましたが、Ⅵ番目の因
子は後の研究で違うということがわかって登録が抹消され
てしまいました。しかし番号はそのままとされているので、
13 番まであるのに、12 個なのです。国家試験でとくに
重要なのは、早い段階で発見されている 4 番目までの左
記の因子です。

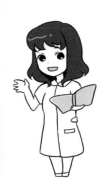

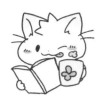

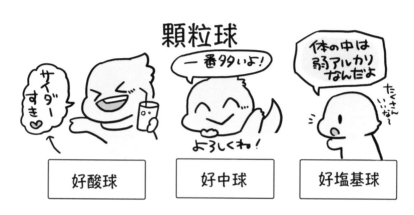

顆粒球

サイダーすき♡

一番多いよ！

よろしくね！

体の中は弱アルカリなんだよ

たくさんいるな～

| 好酸球 | 好中球 | 好塩基球 |

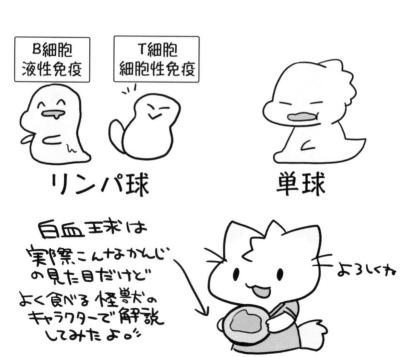

B細胞
液性免疫

T細胞
細胞性免疫

リンパ球

単球

白血球は
実際こんなかんじ
の見た目だけど
よく食べる 怪獣犬の
キャラクターで解説
してみたよ。

よろしくね

58

生体の防衛機構

「免疫」「抗体」「アレルギー」が
キーワード！
体を守るためにいろんな手段が
あることを知ろう！

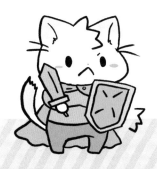

1 獲得免疫

一般的に「免疫」といわれている「獲得免疫」は、
生まれた後に病原体に接触して得るものです

　ヒトの体は、自分自身の細胞や組織以外のものから自分を守る機能を持っています。これが**免疫**です。

　免疫には、**生まれつき持っている自然免疫**（白血球の貪食作用や皮膚・粘膜など、相手を決めず排除する非特異的防御機構）と、**生まれた後に病原体などと接触して得る獲得免疫**（特異的防御機構）がありますが、一般的に、免疫とは後者を指します。

　獲得免疫は特定の病原体を抗原と認識して、その抗原にだけ特異的に反応する生体防御反応です。

獲得免疫のしくみ

　まず、好中球と同じく貪食作用を持つ**マクロファージ**が異物を取り込みます。そこで自分とは違う生命体（異種抗原）だと判断すると、それを細胞表面に表出させてヘルパー T 細胞に提示します。これを**抗原提示作用**といいます。

　マクロファージは、貪食作用（自然免疫）と抗原提示作用（獲得免疫）の両方を持ちますが、貪食作用のほうが強い特徴があります。

　数は少ないのですが、マクロファージよりも抗原提示能力が高い免疫細胞に、**樹状細胞**があります。

　その他、抗原提示作用は骨髄や脾臓・肝臓などにもあります。抗原提示作用は複雑で間違いも多く起きるため、自己免疫疾患などの原因にもなっています。

　獲得免疫には、主に B 細胞が働く**液性免疫**と、主にキラー T 細胞が働く**細胞性免疫**の 2 種類があります。

🍀 免疫には「自然免疫」と「獲得免疫」がある！

免 疫		具体例
自然（非特異的）免疫		・単球、マクロファージ、好中球など ・皮膚、粘膜、涙
獲得（特異的）免疫	能動免疫	・予防接種や感染症の罹患
	受動免疫	・母体からの抗体移行 ・血清療法やγ-グロブリン療法

※能動免疫：自ら抗原に対する免疫を獲得したもの
※受動免疫：他から抗体を与えられて一時的に免疫を獲得したもの

🍀「免疫」の2つのしくみを知ろう！

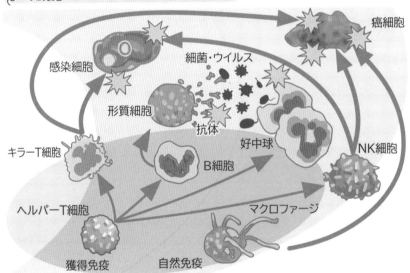

癌細胞
感染細胞
細菌・ウイルス
形質細胞
抗体
好中球
NK細胞
キラーT細胞
B細胞
ヘルパーT細胞
マクロファージ
獲得免疫
自然免疫

阿部先生のワンポイント講座

国家試験で重要なのは、免疫の司令官として働くヘルパーT細胞（CD4陽性T細胞など）、細胞性免疫で実際の兵士として働くキラーT細胞、液性免疫で働くB細胞などです。

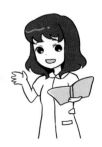

　抗原提示を受けたヘルパー T 細胞（CD4 陽性 T 細胞など）は、免疫の司令官として、B 細胞に形質細胞へと変化するよう指示を出します。形質細胞は「鍵と鍵穴のごとく」、指示された抗原にぴったり合った抗体をつくり出します。

　これを**液性免疫**と呼びます。抗体には、以下の 5 種類があります。

① IgG

　IgG の一番の特徴は、**胎盤通過性**です。

　胎盤は半透膜の 塊 のようなもの。大きな分子である蛋白質からつくられる抗体は、通常、半透膜である胎盤を通過できません。IgG が胎盤を通過できるのは、例外的に小さな蛋白質だからです。

　母胎内で IgG を受け取って生まれてきた新生児は、お母さんの免疫に守られて成長します。

　IgG のもうひとつの特徴は、その数です。広い草原にゾウとアリがいるとして、大きな象が何千頭も群れていることは少ないですが、足元のアリは無数にいますよね？　それと同じで、小さな分子である **IgG は、抗体全体の約 75%** を占めます。

② IgA

　IgA の一番の特徴は、**母乳（とくに初乳）に多く含まれる**ことです。

　母胎内で受け取る IgG に加えて、母乳から IgA を受け取ることで、乳児は感染症にかかる危険性が少なくなります。母乳は血液の水成分である血清から抽出されますから、IgG はもともと血清に含まれています。**母乳と同じく血清からつくられる唾液、涙、鼻汁、気管支・消化器分泌液にも含まれて、粘膜表面からの病原菌の侵入を防いでいます**。IgA は、抗体の約 15% を占めます。

❀「液性免疫」とは？

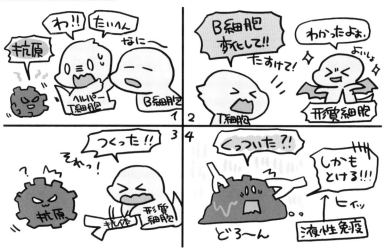

❀「液性免疫」の抗体の特徴と覚え方①

①IgG

> Gは
> お母さんのお腹で胎盤につながる
> 赤ちゃんの形！

特徴

・胎盤通過性（分子量が小さい）

・免疫グロブリン全体の約75％を占める

・母体から胎児に移行するため出生時に
　成人並みの量を持っている

②IgA

> Aは
> おっぱいの形！

特徴

・血清型と分泌型（唾液・涙・気管支分泌液
　など）に分かれる

・免疫グロブリン全体の約15％を占める

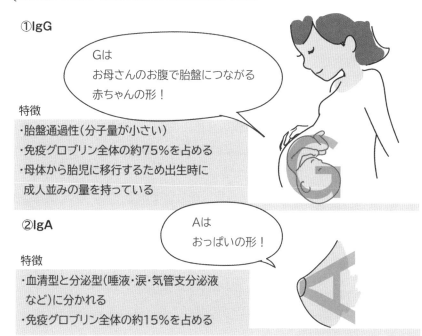

③ IgM

　IgM は**分子量が最も大きい**のが特徴で、一番先に出てきて、用事が済むとさっさといなくなりますが（発現が早く、消退も早い）、相手をやっつける**殺菌能力は非常に高い**です。IgM は、抗体の約 10％存在します。

④ IgE

　IgE は**Ⅰ型アレルギーの原因**になります。抗体なのに体を守ってくれず、自分の嫌いな奴にだけ反応し、肥満細胞や好塩基球と結合して、炎症を引き起こす炎症物質であるヒスタミンを大量に放出させます。その結果、鼻汁や涙が止まらなくなったり、くしゃみが出たり、ひどい場合はショック（**アナフィラキシーショック**）が起きます。こんなのが多くいたら大変ですから、IgE 抗体は抗体全体の約 0.001％しか存在しません。

⑤ IgD

　IgD が人の体で何をやっているのか、まだよくわかっていません。B リンパ球の活性に必要なのではないかと考えられています。

細胞性免疫

　体に有害な敵を液性免疫で全部排除できればいいのですが、できない場合もあります。たとえば、癌細胞は勝手に自己増殖して、どんどん浸潤的に大きくなっていってしまうもの。癌細胞の DNA と RNA は自分の体のもので異種抗原ではないため抗原提示作用は起こらず、抗体の産生もされません。また、ウイルス感染も DNA か RNA のどちらかは自分のものなので、同じように液性免疫は起こりにくくなります。

　そのときに発動するのが細胞性免疫。**司令官であるヘルパー T 細胞が指示した標的の細胞を、兵士として働くキラー T 細胞（細胞障害性 T 細胞）が破壊**していきます。細胞が細胞を破壊するので、細胞性免疫といいます。

　他に、ヘルパー T 細胞の指示を必要とせず、異常と思う細胞を自己判断で早期に破壊する NK（ナチュラル・キラー）細胞などもあります。

❁「液性免疫」の抗体の特徴と覚え方②

③IgM

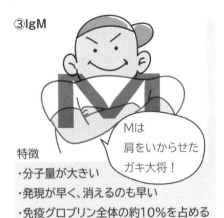

Mは
肩をいからせた
ガキ大将！

特徴
・分子量が大きい
・発現が早く、消えるのも早い
・免疫グロブリン全体の約10％を占める

④IgE

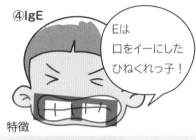

Eは
口をイーにした
ひねくれっ子！

特徴
・Ⅰ型アレルギーの原因
・抗原と結合するとヒスタミンなどの
　ケミカルメディエーターを放出する
・体内には少ししか存在しない

❁「細胞性免疫」とは？

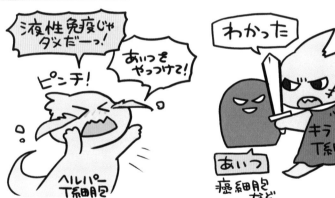

液性免疫じゃ
ダメだーっ！

あいつを
やっつけて！

ピンチ！

ヘルパー
T細胞

わかった

キラー
T細胞

あいつ

癌細胞
など

阿部先生のワンポイント講座

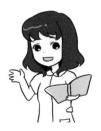

　液性免疫の抗体で国家試験出題率が高いのはIgG、IgA、IgM、IgEの4つ。IgDは試験に出ることはあまりありません。

2 アレルギー疾患

花粉症や食物など、患者数が年々増えるアレルギー疾患。
しくみ別に4つのタイプがあります

免疫反応は本来、自分の体を守るためのもの。ところが、免疫反応で炎症が過剰になると、体に不都合な状態となります。これが**アレルギー**です。

炎症とは？

炎症は生体の防御反応です。有害なものを貪食（どんしょく）するためには、好中球やマクロファージといった白血球を集める必要があります。

炎症物質であるヒスタミンが**末梢血管を拡張（血管拡張作用）**させると、白血球以外に赤血球も集まってくるため、**炎症部分が赤くなります（発赤）**（ほっせき）。そして、体の熱は血液が運んでくるため、**血液が多く集まる炎症部分は熱くなります（発熱）**。

また、白血球はアメーバー状で、血管の穴に自分の形を合わせて自由に出入りすることが可能ですが、より多くの白血球を現場に向かわせるため、**血管の半透膜の穴を大きくします（血管透過性の亢進）**（こうしん）。ただし、穴が大きくなると血液の水成分も出やすくなり、**炎症部分は腫れてきます（腫脹）**（しゅちょう）。免疫による炎症は防御反応なのに、やっかいなことも起こすのです。

Ⅰ型アレルギー

即時型、あるいはアナフィラキシー型ともいいます。抗原と接触して15〜20分程度で発現します。**関係する抗体は、ひねくれっ子のIgE**です。

過剰に起こった炎症によって発生するのがⅠ型アレルギーの症状で、花粉症などアレルギー性鼻炎の涙や鼻汁、気管支の腫脹による気管支喘息、蕁麻（じんま）疹による皮膚の紅斑（こうはん）などが代表的な症状です。さらに末梢血管の拡張が過剰に起こると、急速に血圧が低下します。これが**アナフィラキシーショック**です。

🍀 アレルギー反応はこう分けられる！

	型	名称	主体の抗体	原因	疾患	皮膚反応
液性免疫	Ⅰ型	即時型 アナフィラキシー型	IgE	アレルゲン (外因性)	気管支喘息 花粉症 アレルギー性鼻炎 蕁麻疹 薬物アレルギーの一部※	15~20分 発赤と膨疹
	Ⅱ型	細胞傷害型	IgG IgM	外因性 内因性 (細胞膜)	血液型不適合輸血 溶血性貧血 リウマチ熱 血小板減少症 グッドパスチャー症候群	数分～数時間
	Ⅲ型	アルサス型 免疫複合型	IgG IgM	外因性 内因性	血清病 関節リウマチ 全身性エリテマトーデス 急性糸球体腎炎	3~8時間 紅斑と浮腫
細胞性免疫	Ⅳ型	ツベルクリン型 遅延型	T細胞	外因性 内因性	移植による拒絶反応 接触性皮膚炎 ツベルクリン反応	24～72時間 紅斑と硬結

※薬物アレルギーは複数のアレルギー型が関わっていることが多く、分類は難しい

🍀 「Ⅰ型アレルギー」が起きるしくみ

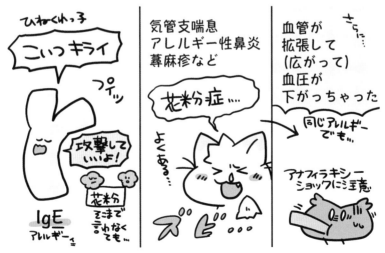

ひねくれっ子
こいつ キライ
プチッ
攻撃していいよ！
IgE
アレルギー→
花粉
そこまで言わなくても…

気管支喘息 アレルギー性鼻炎 蕁麻疹 など
花粉症…
よくある～
ズピ…

血管が拡張して (広がって) 血圧が下がっちゃった
さらに…
同じアレルギーでも…
アナフィラキシー ショックに注意…

II型アレルギー

細胞傷害型ともいいます。

IgG や IgM などの抗体が抗原と結合して溶解する液性免疫は、通常は自分の体には起こりません。ところが、何らかのトラブルで自分の体の特定の細胞や組織を抗原と判断してしまい、抗体が発生することがあります。その結果、標的となった**特定の細胞が傷害を受ける**のがII型アレルギーです。

主な疾患として、赤血球に抗体ができると**アレルギー性溶血性貧血**が起き、血小板に抗体ができると**突発性血小板減少症**が起きます。

III型アレルギー

免疫複合型ともいいます。IgG や IgM などの抗体が抗原と結合するまでは通常の液性免疫と同じですが、これが**溶解しにくい塊になったものを免疫複合型**といいます。

この塊は溶けることができないまま、血管やリンパ管の中を流れていって特定の組織に沈着し、そこに多くの好中球が集まり、その免疫複合体を貪食します。そのため、強い炎症反応が起こるのです。

主な疾患として、指先などの関節から沈着が始まる**関節リウマチ**、全身に流れていく**全身性エリテマトーデス（SLE）**、腎臓の糸球体に沈着する**急性糸球体腎炎**などがあります。II型との違いは、II型は特定の細胞や組織に抗体ができますが、**III型は免疫複合体の沈着が発症の原因**という点です。

IV型アレルギー

遅延型ともいいます。体に侵入した抗原を記憶する記憶細胞があります。次に同じ抗原が入ってきたときにすみやかに免疫反応を発動するための記憶ですが、これが過剰に反応したものがIV型アレルギーです。**抗原と接触してから24〜72時間ほど経過してから発症**します。接触性皮膚炎が代表的です。

T細胞が主体なので、細胞性免疫の異常です。

❀「Ⅱ型アレルギー」が起きるしくみ

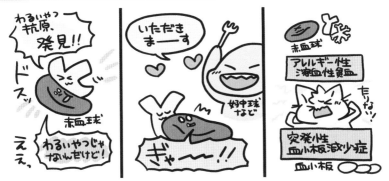

❀「Ⅲ型アレルギー」が起きるしくみ

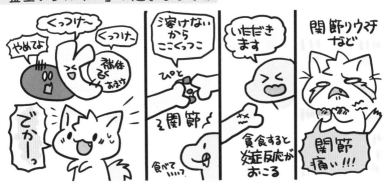

❀「Ⅳ型アレルギー」が起きるしくみ

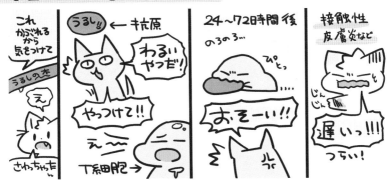

かげさんの
ちょっとひとやすみ

＊かげさんは解剖生理が得意⁉

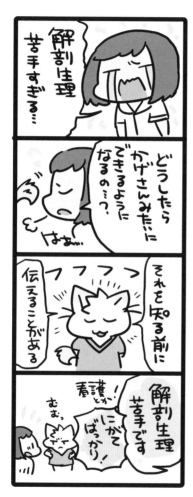

勉強が苦手でも
向き合えば
しっかり身につく。

仕事
がんばろー

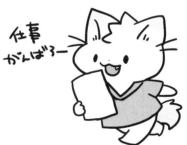

第 4 章

循環器系

まずは心臓のしくみから頭に入れておこう！
「ショック」は血圧が下がったりして
全身が大変な状態。種類によって治療が
変わってくることもあるので、
どんな状態なのか分類できるようにしてね！

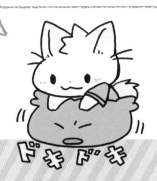

ドキドキ

1 心臓血管系

大事な血液を全身に送り出すポンプが「心臓」。
異常があったら命に大きく関わる大事な臓器です

心臓の大きさと構造

　片手をギュッと握ってみてください。その握りこぶしが、あなたの心臓と同じ大きさです。意外に小さいですよね。

　心臓は中隔で、右心と左心に分かれます。その上部が心房、下部が心室です。全身に血液を放出するのは左心室。つまり、あなたの握りこぶしの約4分の1の大きさの臓器から、脳や手足の先まで全身に血液が送り出されていくのです。

　この小さな心臓に何かあったら命に関わるということを、まず実感してください。

心臓壁

　心臓は外から、**心外膜・心筋層・心内膜**という壁で覆われています。

　真ん中の心筋層が筋肉でできていて、ここが収縮することで心臓は血液を送り出し、拡張することで新しい血液を受け取るというポンプ機能を果たしています。

　左右の心筋は厚さが違うのですが、これはなぜでしょうか？

　右心室は肺に血液を送り出しますが、肺は心臓のすぐ隣にありますから、それほど強い収縮力は必要ありません。それに対して、**左心室は全身に血液を送り出します**。120/80mmHg などといった血圧は、左心室の強い収縮力によって発生するのです。

　この違いを生み出すため、**左心室の心筋は右心室の心筋の約3倍の厚さ**を持っています。

❀「心臓」の構造を知ろう！

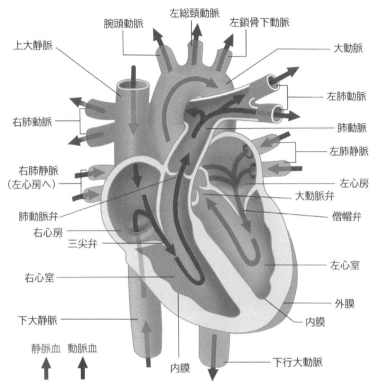

腕頭動脈
左総頸動脈
左鎖骨下動脈
上大静脈
大動脈
右肺動脈
左肺動脈
肺動脈
左肺静脈
右肺静脈
（左心房へ）
左心房
大動脈弁
肺動脈弁
僧帽弁
右心房
三尖弁
左心室
右心室
外膜
下大静脈
内膜
静脈血　動脈血
内膜
下行大動脈

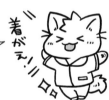

全身に血液を送り出しているのは左心室！

かげさんの勉強ポイント！

心臓の解剖生理は、まず心臓から出ている管がどこにつながっているかを把握するのがコツだよ！
「肺静脈は静脈だけれど動脈血」はややこしいので、先に頭に入れちゃおう！

2 冠動脈

出る度
😺😺😺

心臓の表面にあって、心筋へ酸素と栄養を届ける太い血管が
「冠動脈」です。その名前と形には理由があります

　血管は血液を運ぶ管です。基本的に血管は「どこにあるか」（場所）で名
前が付けられています。たとえば、鎖骨の下を通るから鎖骨下動脈、腎臓を
通るから腎動脈という具合です。

　しかし、全身の血管の中で**冠動脈**だけ「形」に特徴があります。まるで心
臓に冠をかぶせたように、心臓の表面を太い血管が走行しているのです。そ
のため、この名が付けられました。

冠動脈の機能と構造

　冠動脈は、心臓の筋肉に血液を届けるための栄養血管です。しかし、肝臓
や腎臓などほとんどの臓器では、太い血管は臓器の内部を通っています。で
はなぜ、冠動脈は心臓の表面を走行しているのでしょうか？

　心臓はポンプ機能を果たすため、内部に大量の血液を貯めなければなりま
せん。そのため太い血管は表面を走行し、そこから細い血管が分岐しながら
心筋内部に向かって走る構造になっているのです。

　先の項で、右心と左心では心筋の厚さが違うと書きました。厚さが違うと、
必要とされる血液量も違います。

　右心では、太い主要血管は１本（右冠動脈）で足りますが、３倍厚い左心
では、１本（左冠動脈）だと足りません。そのため**左冠動脈は、途中から前
を下ってゆく左前下行枝と、後ろに回り込む回旋枝に分かれていく**のです。

　前下行枝からは、左心室の前壁と中隔へ血液を供給する血管が分岐し、回
旋枝は左心室の側壁〜後壁に分布していきます。右冠動脈は、右心室壁や心
室中隔の後壁、心室壁の下部に分布します。

🍀「冠動脈」の位置と栄養が行く場所

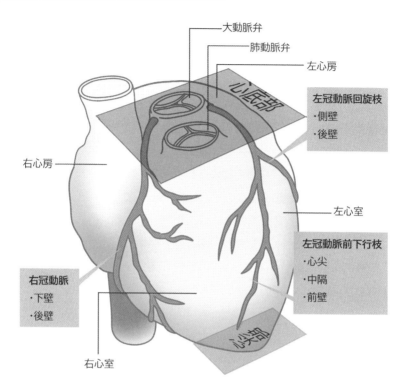

大動脈弁
肺動脈弁
左心房

左冠動脈回旋枝
・側壁
・後壁

右心房

心底部

左心室

左冠動脈前下行枝
・心尖
・中隔
・前壁

右冠動脈
・下壁
・後壁

心尖部

右心室

形に特徴があるのは
冠動脈だけなんだよ♪

 かげさんの勉強ポイント！

冠動脈を知っておくと、心筋梗塞などの疾患のときに心臓のどこで異常が起こっているかがわかるようになるよ。
まずは部位の名称をチェック！

3 心臓弁

心臓には4つの弁があります。
それぞれの特徴と場所を覚えておきましょう

心臓には、血液の逆流を防ぐために次の4つの弁があります。

- 右房室弁……右心の心房と心室の間にある弁。弁のフタ（弁尖）が3つに分かれているので三尖弁ともいう。
- 肺動脈弁……右心室と肺動脈の間にある半月の形をした3枚の弁。この弁と右房室弁は静脈血側なので、あまり強い圧力はかからない。
- 大動脈弁……左心室と大動脈の間にある半月の形をした3枚の弁。
- 僧帽弁……左心の心房と心室の間にある弁で、弁尖が2つに分かれているため二尖弁ともいう。左心室の収縮時に発生する120/80mmHgといった勢いが強い血液の逆流を防ぐため、非常に力の強い弁。

弁の異常

弁に異常が起き、心臓がポンプとして正常な働きができなくなる状態を**弁膜症**といいます。弁のうち、大動脈弁と僧帽弁は動脈側のため大きな圧力がかかり、重大な病気となります。**大動脈弁狭窄症、大動脈弁閉鎖症、僧房弁狭窄症、僧房弁閉鎖不全症が起こると、血流に異常が生じるので治療が必要**です。

一方、右房室弁と肺動脈弁は静脈側で、弁にかかる圧力が弱いので、弁に変形が生じてもとくに問題はありません。

心音

心臓の音は心臓の弁が閉じるときに発生する音で、開くときにはしません。風の強いときに、ドアが勝手に閉まって大きな音がするのと同じです。

第1心音は、僧帽弁と三尖弁が閉じる音。第2心音は、大動脈弁と肺動脈弁が閉じる音です。

🍀「弁」の場所を覚えよう！

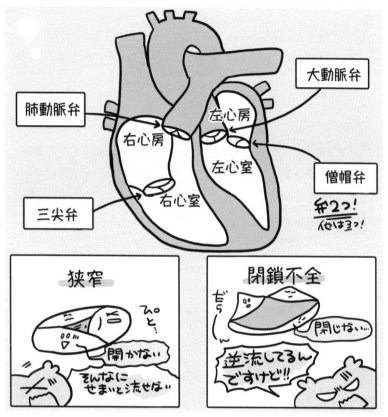

阿部先生のワンポイント講座

国家試験で弁膜症として出題されやすいのは大動脈弁と僧房弁です。なお、「狭窄症」は弁の先端が癒着してうまく開かないこと、「閉鎖不全症」は弁の根元が癒着してうまく閉じないということ。言葉が難しく感じるかもしれませんが、意味がわかれば覚えやすいでしょう！

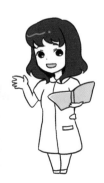

4 動脈と静脈

動脈血が流れているから「動脈」、静脈血が流れているから「静脈」ではありません。意味をきちんと知りましょう

　都市部に向かう電車は「上り」、都市部から出ていく電車は「下り」と呼ばれますが、実は血管も電車と同じルールで名付けられています。

　都市部＝心臓です。ですから、**心臓から出ていく血管はすべて動脈、心臓に入ってくる血管はすべて静脈**になります。中身の血液が動脈血なのか静脈血なのかは、関係ないのです。

　ちなみに、**動脈血とは酸素が豊富な血液**のこと。また、静脈血は全身に酸素を供給した後の、酸素が少なく二酸化炭素が増えた血液のことです。

血液循環

　すべての血液は、肺と心臓を循環します。

　肺に血液を供給するのが**肺循環**、全身に血液を供給するのが**体循環**です。

　全身に酸素を供給した後の静脈血は、**大静脈**を通って心臓（右心房）に入ってきます。

　右心房が収縮すると、血液は三尖弁を押し開けて右心室に入ります。右心室が収縮すると肺動脈弁を押し開けて、血液は**肺動脈（静脈血）**を通って肺へと流れ込みます。ここまでが静脈血です。

　肺でガス交換（酸素を取り込み、二酸化炭素を排出する）を行った血液は、**肺静脈（動脈血）**を通って左心房に入ります。

　左心房が収縮すると、血液は僧帽弁を押し開けて左心室に入ります。左心室が収縮すると、大動脈弁を押し開けて、血液は**大動脈**を通って全身へ送り出されます。これが動脈血です。

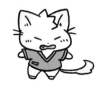

♣「動脈」と「静脈」とは？

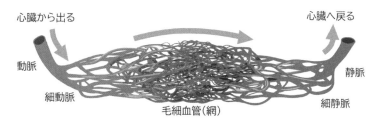

心臓から出る

動脈

細動脈

毛細血管(網)

細静脈

心臓へ戻る

静脈

♣「体循環」と「肺循環」、「動脈血」と「静脈血」の流れ

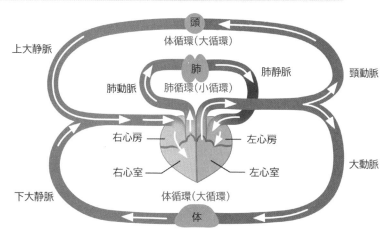

頭

体循環(大循環)

上大静脈

肺

肺動脈　肺循環(小循環)　肺静脈

頸動脈

右心房 ── ── 左心房

右心室 ── ── 左心室

大動脈

下大静脈

体循環(大循環)

体

阿部先生のワンポイント講座

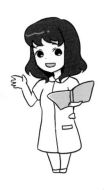

「栄養豊富な血液が動脈血である」なんて問題が出ると、つい「正解！」としたくなりますが、栄養が豊富になるのは肝臓で栄養が代謝されてから。「動脈血は老廃物が少ない血液である」などという問題も同じ。老廃物が少なくなるのは腎臓で老廃物が尿に排泄されてからです。

5 心臓の刺激伝導系

心臓が動いているのは心臓自身が刺激を出しているから。
心臓の刺激伝導系が止まると、心臓も止まってしまいます

　心臓は、自分で刺激を出して収縮と拡張を繰り返しています。その収縮・拡張が、血液を全身に流すポンプ機能です。

　心臓の刺激伝導は**単収縮**です。**単収縮とは、1回の刺激で1回だけ収縮すること**。収縮が終わると、心臓はもとの状態に戻っていきます。このときに発生する陰圧によって、次の収縮で拍出する血液を得ます。

刺激伝導系① 洞結節（洞房結節）

　洞結節（洞房結節）は右心房にあり、**最初に刺激を発生するところ**です。ペースメーカー、あるいは第1の歩調取りともいわれます。この刺激が左右の心房を収縮させ、房室結節へと伝わります。

刺激伝導系② 房室結節

　房室結節は心房と心室の境にあるので、「房室」結節といいます。もし洞結節の刺激が伝わらなかったり動きが停止したりすると、生きるために予備の手段として、ここが心臓の収縮・拡張のリズムを取り始めます。そのため**第2の歩調取り**とも呼ばれます。ただし、あくまでも予備なので機能は落ち、心臓を通常どおりの回数で収縮させることはできません。

　洞停止や完全房室ブロックなどで洞結節の刺激がまったく伝わらず、**この房室結節の刺激のみで心臓が動くと、徐脈傾向**になります。

刺激伝導系③ ヒス束、右脚・左脚、プルキンエ線維

　ヒス束、右脚・左脚、プルキンエ線維は洞結節からの刺激を左右の心室に伝えていきます。これによって左心室・右心室の心筋が収縮します。

❀「心臓の刺激伝導系」の場所と流れを覚えよう！

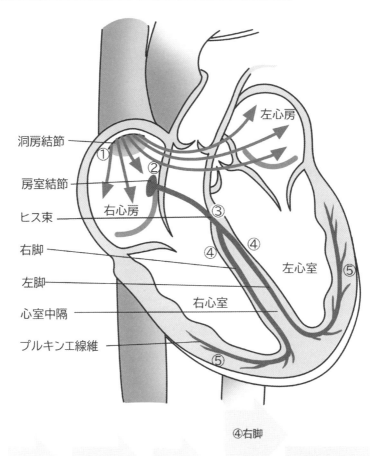

洞房結節

房室結節

ヒス束

右脚

左脚

心室中隔

プルキンエ線維

左心房

右心房

右心室

左心室

①洞房結節　②房室結節（第2の歩調とり）　③ヒス束　④右脚　左脚　⑤プルキンエ線維

心臓は収縮と拡張を
繰り返しているんだよ

6 心電図

心電図の波線は心筋の動きを示します。
あの線で、心臓の動きが一目でわかるのです

心電図とは、心筋の活動電位の記録です。心電図は、刺激伝導がゆっくりであれば丸みを帯びた線となり、素早ければ鋭い線となります。

基本の波形を覚えることで、心臓の異常がわかるようになります。異常心電図についてはシリーズ２巻で解説します。

P波

心電図の最初に現れる、丸みを帯びた波形が P 波です。P 波は、洞結節から房室結節まで刺激が伝わって、**心房が収縮する**ところを表しています。

ここには解剖でも明らかな刺激伝導のための通路は確認できていません。

公園でキャッチボールをしているようなものだと思ってください。狭いところでのキャッチボールなので、幅の狭い山なりの波形になります。

QRS 波

P 波の次の深い谷、高い山、再び深い谷の波形が QRS 波です。

QRS 波は房室結節からヒス束、右脚・左脚、プルキンエ線維へと刺激が伝わって**心室が収縮する**ところを表しています。

ここには太い刺激伝導路があるので、素早く刺激が伝わります。そのため**鋭い線**として表されます。

これで、心臓の刺激伝導は終了です。

T波

最後の丸みを帯びた波形は T 波です。心臓は単収縮のため、１度の刺激で１度収縮するともとに戻ろうとします。その心室の回復はゆっくり行われるので、**やや幅の広い山なりの波形**になります。

❀「心電図」の基本波形を覚えよう！

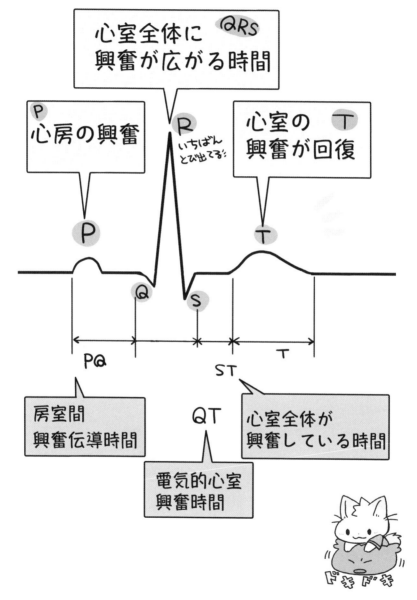

心室全体に
興奮が広がる時間　QRS

P　心房の興奮

R　いちばん
とび出てる♪

心室の
興奮が回復　T

P

Q　S

T

PQ

ST

T

房室間
興奮伝導時間

QT

心室全体が
興奮している時間

電気的心室
興奮時間

ドキドキ

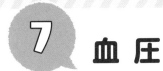

7 血圧

「血圧」は心臓の収縮・拡張時の動脈血の圧力の変化。
どのような要因で変動するのかを理解しましょう

　左心室の収縮・拡張に応じて発生する動脈血の圧力の変化を、**血圧**といいます。左心室が収縮したときの圧力が収縮期血圧（最高血圧）、拡張したときの圧力が拡張期血圧（最低血圧）です。

血圧のコントロール

　血圧が下がると重要な臓器に血液が届かなくなります。生きていくのに最低限必要な脳、肺、肝臓、腎臓などへの血流を確保するため、ヒトの体には血圧を上げるための機能がいくつか存在します。

● **心拍出量、末梢血管抵抗**

①１回の左心室の収縮で大動脈に拍出される血液の量が多くなれば（**心拍出量の増大**）、血管にかかる圧力が強くなり、血圧は上がります。

②流れる血液の量が同じ状態で末梢の血管が収縮すると（**末梢血管抵抗の増大**）、上記と同じように血管にかかる圧力が強くなり、血圧は上がります。

③動脈硬化などが起こって動脈が自由に収縮や拡張ができなくなると（**血管の弾力性の低下**）、血管にかかる圧力が強くなり、血圧は上がります。

● **自律神経の影響**

　血管は、原則として交感神経（戦いの神経）の興奮によって収縮します。

● **ホルモンの影響**

①副腎髄質から分泌される**ノルアドレナリンやアドレナリン**などは交感神経類似作用があるため、血管が収縮します。

②下垂体後葉から分泌される**バソプレシン**（抗利尿ホルモン、ADH）は尿量を減少させ、循環血液量を増加させることで、血圧を上昇させます。また、血管収縮作用もあります。

③**アンギオテンシンⅡ**にも血管収縮作用があります。

❀「血圧」の基準を覚えよう！

(日本高血圧学会 2019)

分類	収縮期血圧		拡張期血圧（mmHg）
至適血圧	120 未満	かつ	80 未満
正常血圧	120 〜 129	かつ／または	80 〜 84
正常高値血圧	130 〜 139	かつ／または	80 〜 89
Ⅰ度高血圧	140 〜 159	かつ／または	90 〜 99
Ⅱ度高血圧	160 〜 179	かつ／または	100 〜 109
Ⅲ度高血圧	180 以上	かつ／または	110 以上
（孤立性）収縮期高血圧	140 以上	かつ	90 未満

※収縮期血圧と拡張期血圧が異なる分類に入る場合は高いほうに入れる

❀血圧が上がるいろいろな要因

血圧が上がるいろいろ

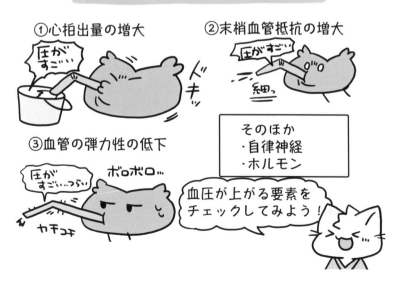

①心拍出量の増大

②末梢血管抵抗の増大

③血管の弾力性の低下

そのほか
・自律神経
・ホルモン

血圧が上がる要素を
チェックしてみよう！

静脈の血圧

　通常、血圧というと動脈血の圧力をいいますが、**中心静脈圧（CVP）**は静脈血の圧力を問題とします。

　中心静脈圧は右心房に入る直前の圧力で、ヒトの体の血管の圧力で一番低いところです。

　循環血液量の指標として使われ、基準値は 5 〜 10cmH₂O（空気の圧力の基準単位）です。

　この**基準値よりも低いと、脱水や出血などで心臓に戻ってくる血液が少なくなっている**ことを示します。

　基準よりも高いと、心臓が血液を受け取れなくなって、右心房の手前で血液が渋滞している状態です。

　基準値より高い場合の代表的な疾患は、右心不全や心タンポナーデなどです。

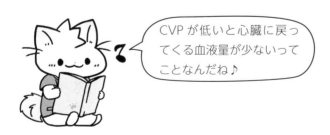

CVP が低いと心臓に戻ってくる血液量が少ないってことなんだね♪

🍀「中心静脈圧（CVP）」の基準と異常を知ろう！

正常値	5～10cmH₂O（4～8mmHg）
上昇	循環血液量過剰、右心不全、心タンポナーデ、心原性ショック
低下	循環血液量減少、脱水、出血

🍀「CVP測定」とは？

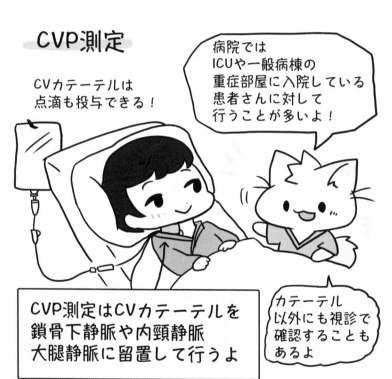

CVP測定

CVカテーテルは
点滴も投与できる！

病院では
ICUや一般病棟の
重症部屋に入院している
患者さんに対して
行うことが多いよ！

CVP測定はCVカテーテルを
鎖骨下静脈や内頸静脈
大腿静脈に留置して行うよ

カテーテル
以外にも視診で
確認することも
あるよ

8 ショック

「ショック」とは、血圧が低下したことで脳や心臓に
血液が届かなくなること。各分類を理解しましょう

　「ショック」は、血圧が低下したために脳や心臓、肝臓、腎臓、肺などに血液が届かなくなること。原因により、**循環血液量減少性、血液分布異常性、心原性、心外閉塞・拘束性**の４つに分類され、症状や治療法が異なります。

　しかし、**血圧が低下すると、腎臓に流れ込む血液量が減少すると同時に、血圧を上昇させるため下垂体後葉からバソプレシン（抗利尿ホルモン）の分泌が亢進し、これにより尿量が減少する**のは４つ共通です。

循環血液量減少性ショック（低容量性ショック）

　体の中を流れる血液の総量が減少した状態です。出血によって起こる**出血性ショック**と、体液が失われて起こる**体液喪失性ショック**があります。

　出血性ショックは、外傷や消化管出血、大動脈瘤破裂などによって大量の出血があった場合に起きます。

　体液喪失性ショックは広範囲熱傷で浸出液が体の外に流れ出たり、熱中症、イレウス、重度の下痢や嘔吐で体内の水と電解質が失われた場合に起きます。

　循環血液量減少性ショック特有の症状は以下です。

①心臓に戻ってくる血液が減少するため、１回に心臓から拍出する血液量が減少する（**心拍出量の減少**）。

②拍出量の減少を補うため、心臓が収縮する回数を増やす（**脈拍数の増加**）。また、①②によって脈拍が頻数微弱になる。

③少しでも重要な臓器への血流を確保するため、末梢血管が収縮して末梢に残っている血液を心臓に返そうとする。また、**末梢の血液が減少することによって末梢が蒼白となり、冷たくなる**。

④心臓に戻ってくる血液が減少するので、右心房直前の血圧である**中心静脈圧（CVP）が低下**する。

🍀 各「ショック」の循環動態の状態

		血 圧	脈拍数	尿 量	心拍出量	末梢血管抵抗	CVP
循環血液量減少性ショック		↓	↑	↓	↓	↑	↓
血液分布異常性ショック	アナフィラキシー	↓	(不定)	↓	↓	↓	↓
	敗血症性	↓	↑	↓	↑→	↓	(不定)
	神経原性	↓	↓	↓	↓	↓	↓
心原性ショック		↓	(不定)	↓	↓	↑	↑

血圧低下と尿量減少は共通！

🍀 2つの「循環血液量減少性ショック」

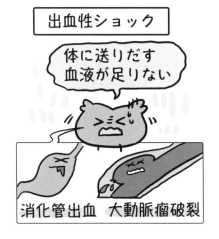

出血性ショック

体に送りだす血液が足りない

消化管出血　大動脈瘤破裂

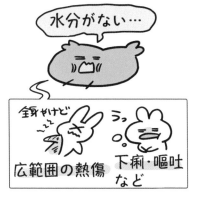

体液減少性ショック

水分がない…

全身やけど

うっ。

広範囲の熱傷　下痢・嘔吐など

阿部先生のワンポイント講座

末梢血管の収縮のことを「末梢血管の抵抗性が増大した」といいます。

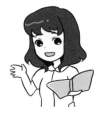

血液分布異常性ショック

体内の血液総量が変わらず、血液の分布する場所が異常になることで起こるショックです。末梢血管が拡張して血液が末梢に留まった結果、心臓に戻れなくなることで起こります。**アナフィラキシー、敗血症性、神経原性の3つの原因があり、いずれも末梢血管抵抗が低下**します。

● アナフィラキシーショック

I 型アレルギー反応です。IgE 抗体が体内に侵入した異物に反応し、急激に末梢血管を拡張させて起こります。

● 敗血症性ショック

細菌感染でグラム陰性桿菌(いんせいかんきん)が血液内に侵入すると、エンドトキシンという神経毒が発生、血管の平滑筋が麻痺して血液を心臓に戻せなくなり、ショック状態となります。収縮できなくなった動脈を通って、大量の動脈血が末梢に流れ込むため、**初期には皮膚が紅潮し、四肢が温かくなります（ウォームショック）。**

● 神経原性ショック

自律神経のバランスの乱れが原因で起こるショックです。自律神経のうち戦いの神経である交感神経が過剰に抑制されるか、リラックスの神経である副交感神経が過剰に興奮することで起こります。**心臓がリラックスしすぎることによって起こるショックのため、徐脈になります。**

心原性ショック

心臓が原因で起こるショックです。急性心筋梗塞などによって、**心臓のポンプ機能が低下したことによって起こります。**他のショックとの一番の違いは、右心房直前の血圧である**中心静脈圧（CVP）が上昇**する点です。

心外閉塞・拘束性ショック

肺血管が閉塞したり、胸腔内圧が上昇したりすることによって肺血流が障害されて起こるショックです。肺塞栓症(はいそくせん)や気胸(ききょう)などによって起こることがあります。

🍀 3つの「血液分布異常性ショック」

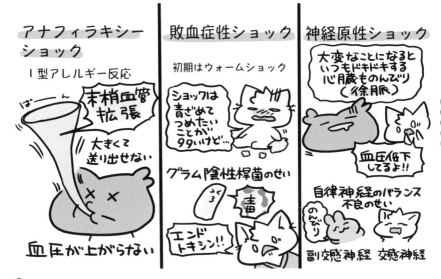

アナフィラキシーショック

I型アレルギー反応

ばーーん

末梢血管拡張

大きくて送り出せない

血圧が上がらない

敗血症性ショック

初期はウォームショック

ショックは青ざめてつめたいことが多いけど…

グラム陰性桿菌のせい

エンドトキシン!!

神経原性ショック

大変なことになるといつもドキドキする心臓ものんびり（徐脈）

血圧低下してるよ!!

自律神経のバランス不良のせい

のんびり

副交感神経　交感神経

🍀「心原性ショック」とは？

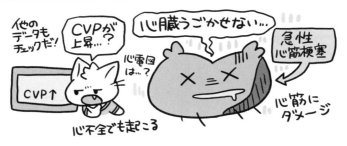

他のデータもチェックだ!

CVPが上昇…？

心臓うごかせない…

急性心筋梗塞

CVP↑

心電図は…？

心不全でも起こる

心筋にダメージ

🍀「心外閉塞・拘束性ショック」とは？

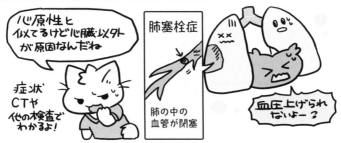

心原性とイメてるけど心臓以外が原因なんだね

症状CTや他の検査でわかるよ!

肺塞栓症

肺の中の血管が閉塞

血圧上げられないよー？

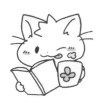

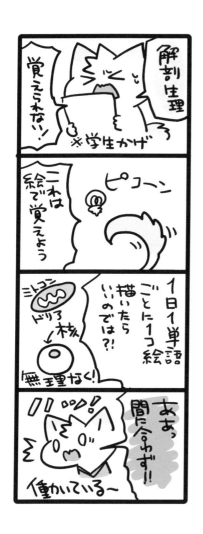

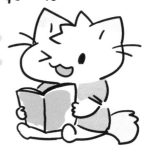

ということで
描くのは大変なので
代わりにイラスト
つくったよ!!
見て覚えよう!

第 5 章

神経系

脳の構造と神経の種類を
知っておくと、
障害された場所でどんな症状が
出るのかがわかるようになるよ！

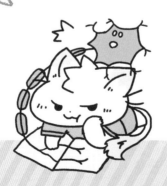

1 神経とは？

中枢神経と末梢神経を「神経」と呼びます。
分類など複雑に見えますが、特徴をとらえれば大丈夫です

「神経」は、いわば全身に張り巡らされた情報ネットワークです。

神経細胞は、一般的な細胞とはちょっと違う形をしています。あちこちにトゲがあり、そのトゲから樹状突起と呼ばれる枝が伸びています。1本だけ軸索（神経突起）と呼ばれる長い枝があり、この終末がシナプスと呼ばれる他の神経細胞との接合部です。

神経は大きく分けて、**中枢神経**と**末梢神経**の2つがあります。**中枢神経は脳と脊髄**で、それ以外はすべて末梢神経です。

末梢神経の分類方法

末梢神経には、分類の方法が2つあります。**違うのは分類だけ**で、神経自体は同じなので、混乱しないようにしましょう。

分類法① どこから出ているかで分類

末梢神経を、脳から出る**脳神経**と、脊髄から出る**脊髄神経**に分けるものです。

分類法② 働き方で分類

末梢神経を、自分が意識することのできる**体性神経（随意性）**と、自分で意識しなくても神経が自律的に働いてくれる**自律神経（不随意性）**に分けるものです。体性神経は、さらに感覚神経と運動神経の2つに分けることができます。

痛い・熱い・痒いといった感覚を伝達する神経は末梢から中枢に向かって伝達されます。これが**感覚神経（求心性）**です。

その感覚に対応して体を動かすという脳の指令は、中枢から末梢に向けて伝達されます。これが**運動神経（遠心性）**です。

自律神経については、もう少し後で説明します。

❀「神経細胞」の構造

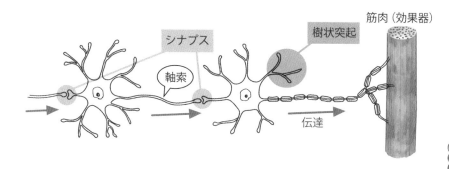

筋肉（効果器）

シナプス

樹状突起

軸索

伝達

❀「中枢神経」と「末梢神経」

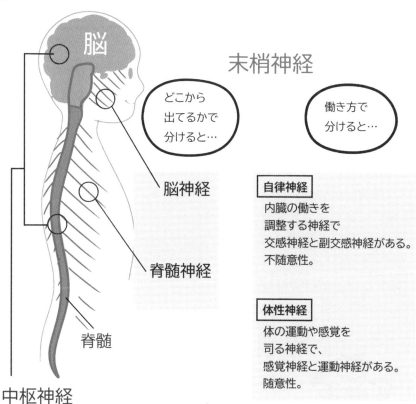

脳

末梢神経

どこから
出てるかで
分けると…

働き方で
分けると…

脳神経

脊髄神経

脊髄

中枢神経

自律神経
内臓の働きを
調整する神経で
交感神経と副交感神経がある。
不随意性。

体性神経
体の運動や感覚を
司る神経で、
感覚神経と運動神経がある。
随意性。

中枢神経を守る脳脊髄膜

　中枢神経である脳と脊髄は、**一度壊れると原則的にもとには戻らないため**、衝撃から守るための膜が外から硬膜、クモ膜、軟膜の3層あります。

硬 膜

　硬膜は、丸い球体状の脳を覆う硬い膜です。資料などを入れるファイルのような固さで、突いても簡単には穴が開きません。

　この外側で出血した場合（**硬膜外出血**）、しばらくの間は硬膜が血液の重さに耐えるので意識清明（意識がある状態）ですが、出血量が多くなると丸い形のまま脳に陥没して意識を失います。また、この下で出血した場合（**硬膜下出血**）、血液の重さに耐えることができません。出血量が多い場合は、すぐに脳実質を圧迫するので意識を失います。

クモ膜

　軟膜とクモ膜の間には、様々な形のクモ膜小柱が支えるクモ膜下腔という空間があります。この空間を脳の主要な血管が走行し、さらにその主要血管の上を側脳室・第3脳室・第4脳室などから分泌される脳脊髄液が流れています。

　ここで出血した場合が、**クモ膜下出血**です。出血した血液は血腫をつくらず、脳脊髄液の流れに乗って脊髄腔へと運ばれていきます。普段は髄液しか流れていない髄腔内を血液という異物が流れることで、髄膜を刺激します。

軟 膜

　軟膜は柔らかく脳実質を包む膜です。脳のしわに合わせて落ち込み、主要血管から延びる毛細血管が脳内部に入り込んでいきます。

　脳内部に入り込んだ比較的細い血管で出血するのが**脳内出血**です。出血した血液は血腫となり、周辺の神経細胞を圧迫します。圧迫で障害された場所によって、片麻痺や失語症などの様々な症状が出現します。

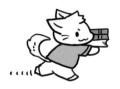

❀「髄液」はこう循環している！

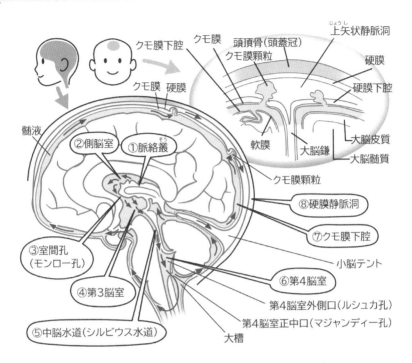

クモ膜下腔
クモ膜
クモ膜
硬膜
髄液
②側脳室
①脈絡叢
③室間孔（モンロー孔）
④第3脳室
⑤中脳水道（シルビウス水道）

頭頂骨（頭蓋冠）
クモ膜顆粒
上矢状静脈洞
硬膜
硬膜下腔
軟膜
大脳鎌
大脳皮質
大脳髄質
クモ膜顆粒
⑧硬膜静脈洞
⑦クモ膜下腔
小脳テント
⑥第4脳室
第4脳室外側口（ルシュカ孔）
第4脳室正中口（マジャンディー孔）
大槽

5

神経系

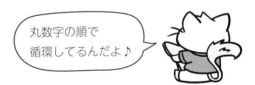

丸数字の順で
循環してるんだよ♪

阿部先生のワンポイント講座

硬膜外出血、硬膜下出血、クモ膜下出血、脳内出血の症状
やCT画像の特徴などに関しては、シリーズ2巻で詳しく
解説します。

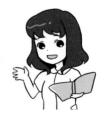

中枢神経の構造 ── 脳

脳は、脳幹（延髄・橋・中脳）・小脳・間脳・大脳からなります。

大 脳

脳の最も大きな部分で、前頭葉・頭頂葉・側頭葉・後頭葉に分けられます。**前頭葉に運動性言語（ブローカ）中枢があり、側頭葉に感覚性言語（ウェルニッケ）中枢があります。**

延 髄

生命維持中枢と呼ばれます。呼吸、心臓、血管運動、咀嚼、唾液分泌、嘔吐、嚥下、咳嗽、発汗などを司ります。

橋

大脳・小脳から延びる神経細胞の束が太鼓橋のように渡っていくので、この名前があります。睡眠、呼吸、排尿などに係る中枢があります。

中 脳

小脳や脊髄と連携して、体の平衡・姿勢を保つ中枢があります。**対光反射**などの、視覚に関する反射の中枢もあります。

間 脳

感覚神経の中継所である視床と、自律神経やホルモンの調整を行う視床下部があります。視床下部には、体温調整中枢、浸透圧中枢、摂食・満腹中枢、口渇中枢などがあります。

小 脳

中脳や脊髄と連携して、体の平衡・姿勢を保つ中枢があります。また随意運動の制御などを行う中枢もあり、細かい動きやスムーズな身体運動をコントロールしています。

中枢神経の構造 ── 脊髄

脊髄は脊柱管の中にあり、長さ40〜45cmの円柱状をしています。上から頸髄・胸髄・腰髄・仙髄・尾髄に分けられ、前角にある神経細胞からは前根を通って**運動神経**が出ます。後角にある後根には、**感覚神経**が入っています。

🍀脳の構造を知ろう！

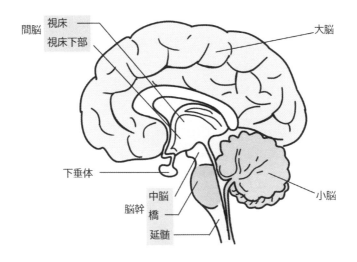

間脳 { 視床
視床下部 }

大脳

下垂体

中脳
脳幹 { 橋
延髄 }

小脳

🍀「脊髄神経」はこうなっている！

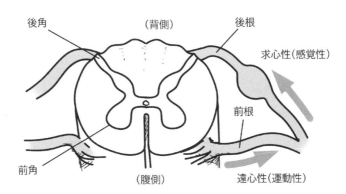

後角　　（背側）　　後根

求心性（感覚性）

前根

前角　　（腹側）　　遠心性（運動性）

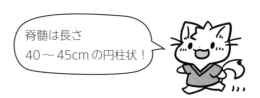

脊髄は長さ
40～45cmの円柱状！

2 脳神経

脳から出ている 12 対の末梢神経が「脳神経」です。
どの神経がどの役割を担うのかを覚えましょう

　左脳・右脳からは 12 対の脳神経が出ています。中でも、下記の 5 つはと
くに重要です。

動眼神経（第Ⅲ脳神経）

　動眼神経はモノを見る準備をする神経です。見るためには、まず目を開け
なければいけません（**上眼瞼挙上**）。次に、目を動かして見たいものに目を
合わせ（**眼球運動**。滑車・外転以外）、最後に**瞳孔を収縮**してピントを合わ
せます。つまり、**開眼と眼球の動き、瞳孔の神経**です。

三叉神経（第Ⅴ脳神経）

　三叉神経は、**顔面の知覚（痛い、熱い、触られているなど）と咀嚼筋の
運動をコントロール**しています。同じ顔面に関与する顔面神経と混同しない
ようにしましょう。三叉神経は三叉神経痛という病気があるように、**「痛い」
に代表される知覚に関与する**と理解してください。

顔面神経（第Ⅶ脳神経）

　顔面神経麻痺になると表情がつくれなくなるように、**顔面神経は顔面の表
情筋の収縮をコントロール**しています。**涙の分泌**や、3 大唾液腺のうち**舌下
腺・顎下腺の分泌**もこの神経が行います。また、**舌の前 3 分の 2 の味覚**も
コントロールしています。なお、**閉眼するのはこの神経**です。

舌咽神経（第Ⅸ脳神経）

　舌の後ろ 3 分の 1 の味覚は、舌咽神経がコントロールしています。また、
3 大唾液腺の残りひとつ、**耳下腺の分泌や舌・咽頭の感覚**もここが担います。

迷走神経（第Ⅹ脳神経）

　人体最大の副交感神経（104 ページ）の枝で、胸部・腹部ほとんどの臓器
の副交感神経をコントロールしています。**「迷走神経の働き」＝「副交感神
経の働き」**です。

🍀 各「脳神経」の役割と障害時の症状

脳神経	種 類	働 き	障害時の主な症状
I 嗅神経	感 覚	嗅覚	嗅覚の喪失
II 視神経	感 覚	視覚	視力障害、視野欠損
III 動眼神経	運 動	眼球運動（上転、内転、下転） 上眼瞼挙上、開眼	眼瞼下垂、複視、散瞳、瞳孔反射の 消失、焦点調節の障害
	副交感	瞳孔収縮、レンズ厚調節	
IV 滑車神経	運 動	眼球運動（内下転）	内下方への眼球運動障害、複視
V 三叉神経	感 覚	顔面・頭部の知覚	顔面の感覚麻痺、感覚異常、咀嚼運 動の障害
	運 動	咀嚼運動	
VI 外転神経	運 動	眼球運動（外転）	外側への眼球運動障害、複視、斜視
VII 顔面神経	感 覚 運 動	舌前 2/3 の味覚 表情筋の運動 閉眼	舌前 2/3 の味覚喪失、顔面神経麻痺 （閉眼、角膜反射低下、額のしわ寄 せ障害）、涙・唾液分泌低下、パ行 の発音困難
	副交感	涙液・唾液（舌下腺・顎下腺）の分泌	
VIII 内耳神経	感 覚	聴覚 平衡感覚	聴覚・平衡感覚の障害
IX 舌咽神経	感 覚	舌と咽頭の感覚 舌後 1/3 の味覚	舌後 1/3 の味覚喪失、球麻痺（嘔 吐反射喪失、嚥下困難、発語障害）、 唾液分泌低下
	運 動	咽頭の筋の収縮	
	副交感	唾液（耳下腺）の分泌	
X 迷走神経	感 覚 運 動	外耳道、鼓膜、軟口蓋の感覚 嚥下運動、発声や構音	嗄声、軟口蓋下垂、球麻痺（嘔吐反 射喪失、嚥下困難、発語障害）、消 化管運動の障害
	副交感	心臓、気管や気管支、消化管の運動・分泌	
XI 副神経	運 動	頭の捻転 肩甲骨挙上	肩が落ちる、頭の回転困難、斜頸
XII 舌下神経	運 動	舌の運動	構音障害、咀嚼、嚥下障害、舌の萎縮・ 偏位、タ・ナ・ラ・ザ・ダ行の発音困難

5 神経系

😺 かげさんの勉強ポイント！

脳神経は数字でいわれることもあるから、このゴロで覚えよう！

<u>嗅</u>いで<u>見る</u>　<u>動</u>く<u>滑車</u>が<u>3</u>つ　<u>外</u>に<u>顔</u>　<u>内</u>は<u>耳</u>と<u>のど（咽）</u>に<u>迷</u>って<u>服（副）</u>は<u>舌</u>

I　II　III　IV　V　VI　VII　VIII　IX　X　XI　XII
1　2　3　4　5　6　7　8　9　10　11　12

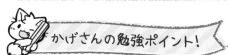

じ〜　くんくん〃　う〜ん…

３ 脊髄神経

「脊髄神経」は脊髄から出ている末梢神経です。
骨である脊椎の数と間違えやすいので気をつけましょう

　脊髄神経は、脊髄の左右から出てくる**31 対の末梢神経**です。

　運動神経は、脊髄の前根（お腹側）から出て、感覚神経は後根（背中側）から脊髄に入ります。

　脊髄神経は、各脊椎の骨の間から出ます。この脊椎の数と脊髄神経の数は間違えやすいので、注意しましょう。

頸神経

　頸神経は第 1 頸骨の上から始まり、その後は骨の間から 1 対ずつ出るので、**頸椎が 7 個なのに対して神経は 8 対が出ています。**

胸神経

　胸椎は 12 個あり、胸神経はその間から 1 対ずつ出るので 12 対です。

腰神経

　腰椎は 5 個です。腰神経も 5 対です。

仙骨神経

　仙椎はもともと 5 個だった骨が 1 個の骨のように融合していますが、神経が出てくる穴は左右 5 個ずつ開いています。仙骨神経は 5 対です。

尾骨神経

　尾骨神経はヒトにしっぽがあったときの名残の骨・神経です。しっぽのある四つ足動物にとっては、しっぽの運動と感覚をつかさどる大事な神経ですが、ヒトにはしっぽがないので、尾骨付近の狭い範囲の皮膚知覚をつかさどる役割しかありません。

🍀「脊髄神経」はこうなっている！

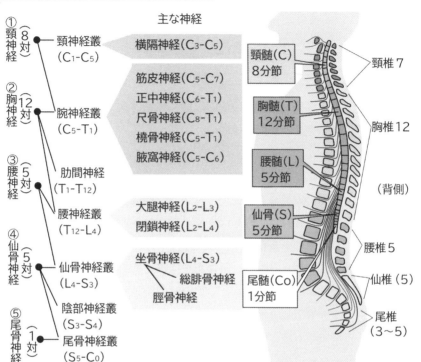

主な神経

① 頸神経（8対）
頸神経叢（C_1-C_5）
横隔神経（C_3-C_5）
頸髄(C) 8分節
頸椎7

② 胸神経（12対）
腕神経叢（C_5-T_1）
筋皮神経（C_5-C_7）
正中神経（C_6-T_1）
尺骨神経（C_8-T_1）
橈骨神経（C_5-T_1）
腋窩神経（C_5-C_6）
胸髄(T) 12分節
胸椎12

③ 腰神経（5対）
肋間神経（T_1-T_{12}）

④ 仙骨神経（5対）
腰神経叢（T_{12}-L_4）
大腿神経（L_2-L_3）
閉鎖神経（L_2-L_4）
腰髄(L) 5分節
仙骨(S) 5分節
（背側）
腰椎5

仙骨神経叢（L_4-S_3）
坐骨神経（L_4-S_3）
総腓骨神経
脛骨神経
尾髄(Co) 1分節
仙椎（5）

⑤ 尾骨神経（1対）
陰部神経叢（S_3-S_4）
尾骨神経叢（S_5-C_0）
尾椎（3〜5）

5

神経系

🐱 かげさんの**勉強ポイント！**

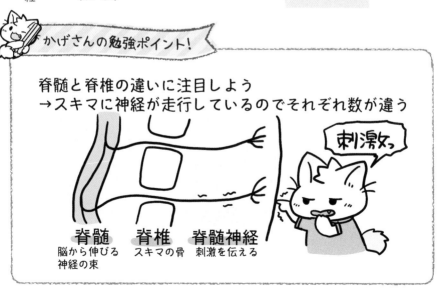

脊髄と脊椎の違いに注目しよう
→スキマに神経が走行しているのでそれぞれ数が違う

刺激っ

脊髄
脳から伸びる
神経の束

脊椎
スキマの骨

脊髄神経
刺激を伝える

4 自律神経

出る度
👣👣👣

「自律神経」は私たちの意識とは無関係に働く神経で、器官の働きを調節しています

自律神経は**無意識に、つまり自律的に働く神経**のこと。各器官の機能を調節していて、**交感神経**と**副交感神経**に分かれます。

交感神経

「交感神経」は**戦いの神経**といわれ、戦わなければいけない状況になったときに、意識しなくても戦いに適した体にしてくれる神経です。

具体的には、遠くにいる相手をよく見るために、**瞳孔が散大**します。肺でのガス交換を豊富に行うために、**気管支が拡張**します。たくさん血液を送り出すために、心筋収縮力が増強し、心拍数は増加して**血圧が上昇**します。

また、戦いの間は空腹を感じないよう**蠕動運動は停止**し、**消化液の分泌も減少**し、さらに便意も感じにくくなります。**膀胱壁が弛緩**してもっと尿をためられるようになるため、尿意も感じにくくなり、トイレにも行かずに戦い続けることができます。

手術という究極の戦いを終えた術後の患者は、交感神経が興奮した状態になっているので、体温や血圧、脈拍が軽度上昇しています。

副交感神経

「副交感神経」は**リラックスの神経**といわれます。戦いが終わったので、体も心もリラックスした状態なのです。

具体的には、**瞳孔が収縮**して近くを見るのに適した状態になります。呼吸・循環機能も通常の状態に戻り、戦いで消耗したエネルギーを補給するために**消化管の運動が再開**、排便が可能になります。**膀胱壁が収縮**し、排尿も可能となるので、トイレに行ってゆっくりと排泄ができます。

☘「交感神経」と「副交感神経」の働き

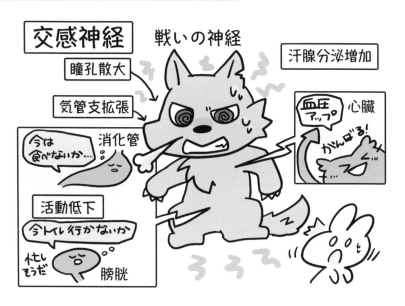

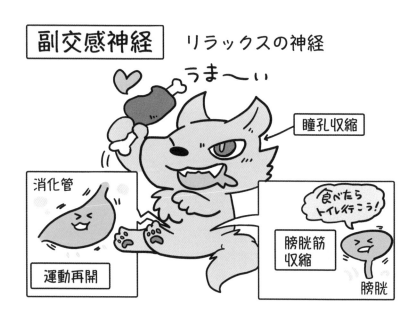

105

5 神経伝達物質

「神経伝達物質」は神経細胞に刺激を伝える物質。
これによって、私たちは刺激を受け取っているのです

　神経細胞に刺激を伝えるのが、**神経伝達物質**です。神経細胞同士が接する**シナプス**間で、各種の神経伝達物質が細胞間の刺激を伝達しています。

　このとき、神経伝達物質は一方から放出され、もう一方は受け取るだけ。逆方向には進みません。この一方通行によって、痛みや温度などの感覚は末梢から中枢へ、運動指令は中枢から末梢へという方向が確立しています。

神経伝達物質① アセチルコリン

　たくさんある神経伝達物質の中で、最も多く使われているのが**アセチルコリン**です。**運動神経の神経伝達物質も、副交感神経の神経伝達物質も、すべてアセチルコリンです。交感神経のみ、神経節の後はノルアドレナリンに変わります**（例外的に、汗腺の神経伝達物質はすべてアセチルコリン）。

　これは、交感神経と副交感神経の出てくる場所が明らかに違うからです。

　副交感神経は、排泄に関係する神経（骨盤内臓神経）が仙椎から出ている以外は、ほとんどが脳から出ます。副交感神経のうち、迷走神経は脳から出て頸部を通り、胸部・腹部のほとんどの内臓で働きます。

　迷走神経（副交感神経）は新幹線と思ってください。途中駅で乗り換える必要がないように、長い神経である副交感神経は支配する臓器のすぐそばまで延びているため神経伝達物質を変える必要はなく、**副交感神経は節前も節後もすべてアセチルコリンなのです。**

　それに対して、交感神経は胸髄と腰髄からしか出ません。つまり、すべて脊髄神経です。胸髄と腰髄から出る交感神経は、たくさんの臓器の間を通ります。いわば都市の地下鉄などと同じで、目的地に行くまではたくさんの乗り換えが必要です。その乗り換え駅が**神経節で、交感神経はノルアドレナリン（副腎髄質から分泌される。交感神経類似作用）へと乗り換え**ます。

❧ 自律神経の「神経伝達物質」とは？

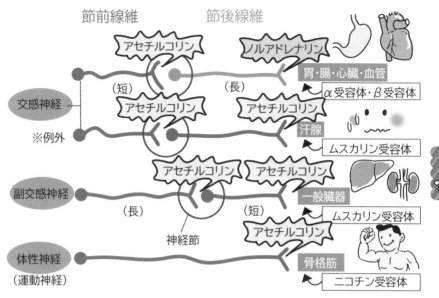

節前線維　　　　　節後線維

アセチルコリン　　ノルアドレナリン

交感神経

（短）　　　（長）

胃・腸・心臓・血管
α受容体・β受容体

※例外

アセチルコリン　　アセチルコリン

汗腺
ムスカリン受容体

アセチルコリン　　アセチルコリン

副交感神経

（長）　　　（短）

一般臓器
ムスカリン受容体

神経節

アセチルコリン

体性神経
（運動神経）

骨格筋
ニコチン受容体

❧「交感神経」と「副交感神経」は電車でイメージしよう！

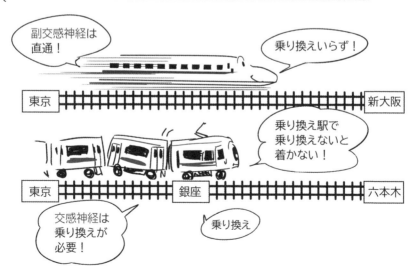

副交感神経は
直通！

乗り換えいらず！

東京　　　　　　　新大阪

乗り換え駅で
乗り換えないと
着かない！

東京　　　銀座　　　六本木

交感神経は
乗り換えが
必要！

乗り換え

　カテコールアミンは、アセチルコリンに次いで多い神経伝達物質です。生体に存在するアミン類の総称で、たくさんの物質が含まれますが、以下のものを理解しておきましょう。

カテコールアミンで大事な3つの物質

- ノルアドレナリン……交感神経の節後から放出される。
- アドレナリン……ノルアドレナリンと同じく交感神経類似作用を持つが、ホルモンとしての効果のほうが強いという傾向がある。
- ドパミン……脳の黒質から放出され、体の細かな動きに関与している。減少するとパーキンソンの原因となる。

　セロトニンはほとんどが小腸に存在して、**消化吸収に関与**しています。

　しかし、約3％程度のセロトニンが神経伝達物質として中枢神経に存在し、**うつ病や神経症の発症に関係する**ことがわかってきました。

　この中枢神経に存在するセロトニンの存在が明らかになったことで、精神科の治療薬が大きく進歩しています。

　この発見によって、これまでは副作用の強い三環系・四環系しかなかったうつ病の治療薬に、SSRI（選択的セロトニン再取り込み阻害薬）などの副作用の比較的少ない薬が使われるようになってきたのです。

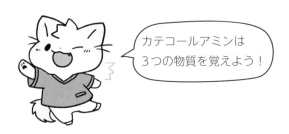

カテコールアミンは
3つの物質を覚えよう！

✿「自律神経」はこうなっている！

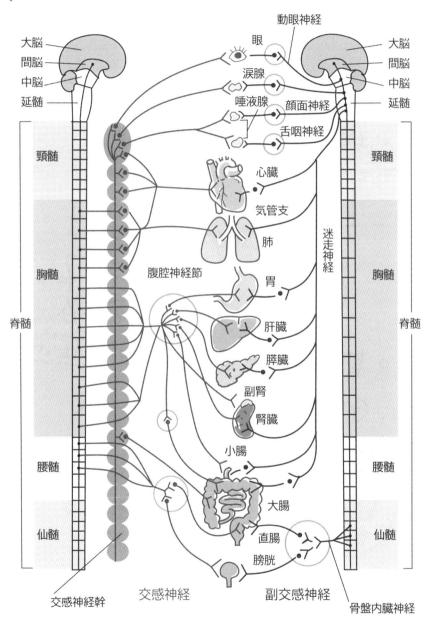

動眼神経

大脳
間脳
中脳
延髄

眼

涙腺

唾液腺　顔面神経

舌咽神経

頸髄

心臓

気管支

肺

胸髄

腹腔神経節

胃

肝臓

膵臓

脊髄

副腎

腎臓

腰髄

小腸

大腸

仙髄

直腸

膀胱

大脳
間脳
中脳
延髄

頸髄

胸髄

脊髄

腰髄

仙髄

迷走神経

交感神経幹　　　交感神経　　　副交感神経

骨盤内臓神経

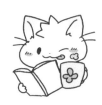

勉強のコツ。

○ 場所と名前だけは覚えづらい

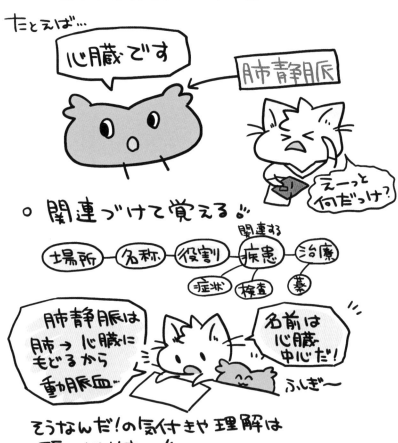

たとえば…

心臓です

肺静脈

えーっと
何だっけ？

○ 関連づけて覚える♪

関連する

場所 → 名称 → 役割 → 疾患 → 治療

症状　検査　薬

肺静脈は
肺 → 心臓に
もどるから
動脈血…

名前は
心臓
中心だ！

ふしぎ〜

そうなんだ！の気付きや理解は
頭に入りやすい♪

第 6 章

内分泌系

ホルモンはいろんな場所から
いろんな種類でいろんな作用のものが
出ているので、つながりが見えるように
整理しながら学んでいこう！

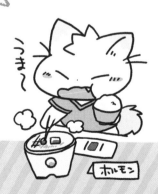

1 内分泌と外分泌

 「内分泌」と「外分泌」の違い、内分泌とホルモンの
言葉の意味を、まずは覚えましょう

　私たちの体は、外の環境がどんなに変化しても体内環境が一定に保たれるようになっています。これが恒常性（**ホメオスタシス**）です。

　この恒常性を維持しているのが、自律神経と内分泌です。

　たとえば、外が35度を超える猛暑日になっても、体温は平熱のままですよね。熱くなってくると、自分で意識しなくても自律神経が働いて汗をかき、気化熱が奪われるので、体温は外気温の影響を受けずに済むのです。

　汗がたくさん出ることで循環血液量が減少しますが、補うためにホルモンが分泌され、腎臓での水分の再吸収を促すことで循環血液量を維持します。

　このように、**自律神経と内分泌は互いに密接に関連しながら、私たちの体を守ってくれている**のです。

外分泌腺と内分泌腺の違い

　分泌液を分泌する腺には、**外分泌腺**と**内分泌腺**があります。違いはひとつだけで、**「分泌液を導くための導管があるか、ないか」**です。

● **導管がある……外分泌腺**

　外分泌腺は導管を通すので分泌する場所が限定されています。特定の物質が特定の場所から分泌されてくるものが外分泌腺です。

● **導管がない……内分泌腺**

　体には毛細血管が張り巡らされていて、毛細血管に分泌液を放出することで、私たちは全身をコントロールしています。このコントロールシステムが内分泌系です。また、このときに放出される分泌液を**ホルモン**と呼びます。

　ホルモンの分泌器官は下垂体前葉・後葉、視床下部、甲状腺、副甲状腺、膵臓、副腎皮質・髄質、腎臓、性腺などがあります。

🍀「外分泌腺」と「内分泌腺」の違い

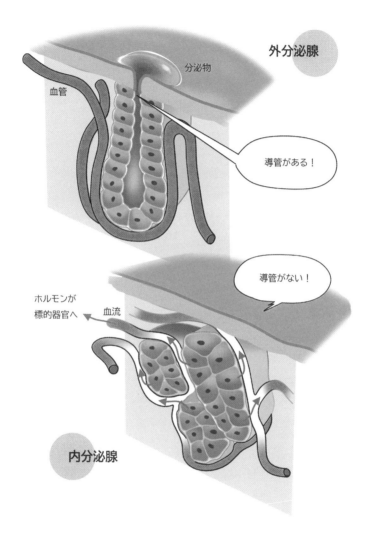

外分泌腺

分泌物

血管

導管がある！

導管がない！

ホルモンが
標的器官へ

血流

内分泌腺

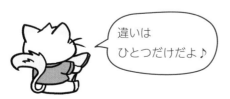

違いは
ひとつだけだよ♪

2 下垂体前葉から出る ホルモン

ホルモンはとにかくたくさんあります。試験頻出のホルモンを場所と働きをイメージしながら理解してください

下垂体前葉からは、5種類のホルモンが分泌されます。

成長ホルモン

全身の成長を促すホルモンです。思春期までは主に骨端軟骨や骨膜に働いて体を成長させ、思春期に骨端軟骨が閉鎖すると、身長の伸びが止まります。体を成長させる以外にも、細胞などの代謝を促進し、筋肉などが壊れると修復する働きがあります。これらの働きのエネルギー補給のため、成長ホルモンには血糖値を上昇させる働きもあります。

甲状腺刺激ホルモン

甲状腺ホルモンの分泌量を増加させるホルモンです。

副腎皮質刺激ホルモン

副腎皮質ホルモンの分泌量を増加させるホルモンです。

性腺刺激ホルモン（ゴナドトロピン）

卵胞刺激ホルモンと**黄体形成ホルモン**の2つの総称です。女性は性周期に合わせて分泌の種類が変わります。

卵胞刺激ホルモン（FSH）は性周期の始めに卵巣に働き、**原始卵胞の成熟を開始させるホルモン**です。男性では精子の生成に関与します。

黄体形成ホルモン（LH）は**排卵を誘発するホルモン**です。黄体とは、卵の殻のこと。つまり「卵を割って殻をつくりなさい」ということです。男性は精巣に作用して、男性ホルモンであるテストステロンの分泌を促進します。

プロラクチン

妊娠後期から分泌量が増加します。乳腺の発育と乳汁の分泌、また卵巣には黄体刺激作用があります。

🍀 主な「ホルモン」と生理作用

		ホルモン	作用するところ	主な作用
松果体		メラトニン	視床下部	概日リズムの調節
視床下部		性腺刺激ホルモン放出ホルモン（GnRH）	下垂体前葉	LH、FSH の放出
		甲状腺刺激ホルモン放出ホルモン（TRH）	下垂体前葉	TSH の放出
		成長ホルモン放出ホルモン（GHRH）	下垂体前葉	成長ホルモンの合成、分泌促進
		成長ホルモン分泌抑制ホルモン （GIH、ソマトスタチン）	下垂体前葉	成長ホルモンの分泌抑制 グルカゴン、インスリンの分泌抑制
		副腎皮質刺激ホルモン放出ホルモン（CRH）	下垂体前葉	副腎皮質ホルモンの合成、分泌促進
下垂体	前葉	成長ホルモン（GH）	全身	成長（血糖⬆、代謝促進）
		甲状腺刺激ホルモン（TSH）	甲状腺	甲状腺ホルモンの生成促進
		副腎皮質刺激ホルモン（ACTH）	副腎皮質	副腎皮質ホルモンの合成、分泌
		性腺刺激ホルモン（ゴナドトロピン） ・卵胞刺激ホルモン（FSH） （・精子形成ホルモン） ・黄体形成ホルモン（LH） （・間質細胞刺激ホルモン）	♀卵巣 ♂精巣 ♀卵巣 ♂精巣	卵胞の発育促進 精子形成促進 排卵、黄体形成促進 男性ホルモン分泌
		プロラクチン（PRL）	乳腺 卵巣	乳腺の発育、成長促進、乳汁分泌 黄体刺激作用
	後葉	オキシトシン（OXY）	子宮 乳腺	子宮収縮 射乳
		バソプレシン（ADH） （抗利尿ホルモン）	腎	水分の再吸収促進 平滑筋収縮→動脈血圧上昇
甲状腺		サイロキシン（T4） トリヨードサイロニン（T3）	体細胞	熱量産生作用（異化亢進）、代謝促進 血糖⬆
		カルシトニン（CT）	骨、腎、腸管	血中 Ca²⁺ ⬇（PTH と拮抗） 無機リン（Pi）⬇
副甲状腺（上皮小体）		パラソルモン（PTH）	骨、腎、腸管	血中 Ca²⁺ ⬆、Pi ⬇、Ca²⁺ 再吸収促進
胸腺		チモシン	T リンパ球	T リンパ球の成熟
心臓	心房	心房性ナトリウム利尿ペプチド（ANP）	腎 血管 副腎皮質	利尿作用 平滑筋の弛緩→血圧低下 アルドステロン分泌抑制
	心室	脳性ナトリウム利尿ペプチド（BNP）		
副腎	皮質	電解質コルチコイド（アルドステロン）	腎	Na 再吸収、K 排泄促進
		糖質コルチコイド （コルチゾル、コルチコステロンなど）	全身	血糖⬆、抗炎症、抗アレルギー 血中コレステロール⬆、蛋白異化
		アンドロゲン （デヒドロエピアンドロステロン）	生殖器	弱い男性ホルモン 二次性徴（陰毛、腋毛発生）
	髄質	ドパミン、アドレナリン（A） ノルアドレナリン（NA）	交感神経受容器	交感神経類似作用、代謝促進、血糖⬆ ストレス抵抗
腎臓		レニン	血管	血圧上昇
		エリスロポエチン	骨髄	低酸素状態時に赤血球の産生促進
卵巣		エストロゲン（E1～3）	女性生殖器	二次性徴、卵胞期の子宮内膜増殖
		プロテスゲロン（PR）	女性生殖器	黄体期の基礎体温上昇、妊娠維持
精巣		テストステロン（T）	男性生殖器	二次性徴、蛋白合成促進
膵臓	α細胞	グルカゴン	肝、脂肪細胞	肝グリコーゲン分解、脂肪動員（血糖⬆）
	β細胞	インスリン	体細胞	糖取り込み、脂肪合成（血糖⬇）
	δ細胞	ソマトスタチン	膵近接細胞	グルカゴンとインスリンの分泌抑制
消化管	胃	ガストリン	胃	胃液分泌促進
	十二指腸	セクレチン	膵、胃	胃液分泌、運動抑制、膵液（HCO₃⁻, 水） 分泌
		コレシストキニン	膵、胆嚢	膵液（酵素）分泌、胆嚢収縮
		インクレチン	膵、胃	インスリン分泌促進
脂肪組織		レプチン	視床下部	摂食抑制
		アディポネクチン	肝、筋肉	動脈硬化抑制、インスリン抵抗性改善

6

内分泌系

3 下垂体後葉と 視床下部から出るホルモン

視床下部からは、下垂体前葉より分泌される
ホルモンの量を調整するホルモンが分泌されます

下垂体後葉からは2つのホルモンが分泌されます。

バソプレシン（ADH、抗利尿ホルモン）

腎臓に働いて、尿として捨てられるはずの水分を再吸収するよう促します。再吸収した水分は血液に戻されるので、循環血液量が増えて血圧が上昇します。バソプレシンは、**血圧が低下したとき、脱水や出血などで循環血液量が減少したとき、塩分過多で血漿浸透圧が上昇したときなどに分泌が亢進**します。バソプレシンは国家試験に頻出のホルモンです。

オキシトシン

子宮収縮、射乳の作用があります。出産時には分泌量が亢進して子宮を収縮させ、分娩を促進します。出産後の子宮復古や射乳にも作用します。

また、下垂体前葉から出るホルモンのうち、4種類が視床下部から出る下記のホルモンの刺激を受けて、分泌量が変化します。

成長ホルモン放出ホルモン

分泌されると、成長ホルモンの分泌量が増えます。

成長ホルモン分泌抑制ホルモン

分泌されると、成長ホルモンの分泌量が減少します。

甲状腺刺激ホルモン放出ホルモン

分泌されると、甲状腺刺激ホルモンの分泌量が増えます。

副腎皮質刺激ホルモン放出ホルモン

分泌されると、副腎皮質刺激ホルモンの分泌量が増えます。

性腺刺激ホルモン放出ホルモン

分泌されると、性腺刺激ホルモンの分泌量が増えます。

🍀「バソプレシン」の分泌が増えるケースと浸透圧との関係

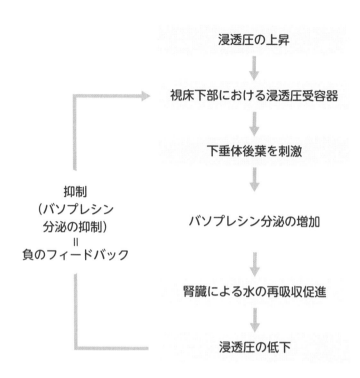

浸透圧の上昇

↓

視床下部における浸透圧受容器

↓

下垂体後葉を刺激

↓

バソプレシン分泌の増加

↓

腎臓による水の再吸収促進

↓

浸透圧の低下

抑制
（バソプレシン
分泌の抑制）
＝
負のフィードバック

 血液の浸透圧が
過剰に低下すると… バソプレシンの分泌は
抑制される！

血液の浸透圧が
上昇すると… バソプレシンの分泌が
増える！

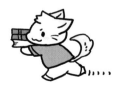

4 甲状腺と副甲状腺から出るホルモン

甲状腺は首の下にある内分泌器官。
甲状腺ホルモンは全身の細胞の代謝を促進しています

　甲状腺からは３種類のホルモンが分泌されますが、「甲状腺ホルモン」と呼ばれるのは T_3（トリヨードサイロニン）と T_4（サイロキシン）だけです。

T_3（トリヨードサイロニン）、T_4（サイロキシン）

　全身に働いて、心身のすべての細胞を活発に動かし、熱を産生して代謝を亢進するホルモンです。「**体を活発に動かすホルモン**」と覚えましょう。

　甲状腺ホルモンは、甲状腺機能亢進症と甲状腺機能低下症という２つの疾患が重要になってきます。

　甲状腺機能亢進症については、詳しくはシリーズ２巻で解説します。

カルシトニン

　カルシトニンは甲状腺から分泌されるのに、甲状腺ホルモンとは呼ばれません。

　副甲状腺から分泌されるパラソルモン（120ページ参照）と血中カルシウム濃度に関して拮抗する関係にあります。

　カルシトニンは、血中で多くなってしまったカルシウムを、骨や歯に吸着させる働きを持ちます。

　カルシトニンは「**骨を丈夫にするホルモン**」と覚えましょう。

　分泌が亢進すると、血中カルシウムは減少します。

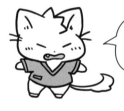

甲状腺から出るホルモンは
体を活発にしたり
骨を丈夫にしたりするよ！

甲状腺から
分泌される!

T₃　T₄　カルシトニン

甲状腺ホルモン
体を活発にする

骨を丈夫に
する

首らへんにある

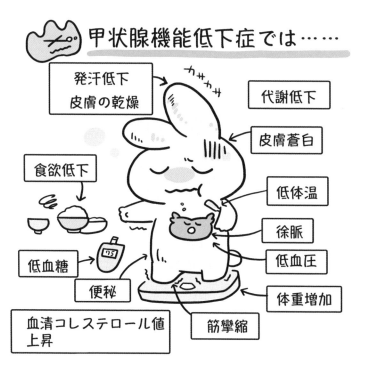

甲状腺機能低下症では……

発汗低下
皮膚の乾燥

カサカサ

代謝低下

皮膚蒼白

食欲低下

低体温

徐脈

低血糖

低血圧

便秘

体重増加

血清コレステロール値
上昇

筋攣縮

5 副甲状腺から出る ホルモン

副甲状腺は、甲状腺の裏側に張り付いている4つの
内分泌器官で、カルシウムに影響するホルモンを出します

　副甲状腺は上皮小体とも呼ばれ、甲状腺の裏側に2対4個が張り付くように存在しています。

　副甲状腺からは**副甲状腺ホルモン（パラソルモン）**が分泌されます。

甲状腺・副甲状腺ホルモンとカルシウム

　副甲状腺は、血中カルシウム値が低下すると、パラソルモンを分泌します。

　パラソルモンは血中カルシウム値を上昇させるために、**破骨細胞を活性化し、骨に蓄積されているカルシウムを血中に放出**します。

　パラソルモンは「**骨を壊すホルモン**」と覚えましょう。

　また、骨を壊しすぎて骨粗鬆症になるのを予防するため、**腎臓でのカルシウムの再吸収を促進**することでも、血中カルシウム値を上昇させます。

　ヒトの体のカルシウムの約99%は骨や歯に存在しています。血中カルシウムは約1%しか存在しませんが、次の2つの大事な働きをしています。

血中カルシウムの働き

- 第Ⅳの血液凝固因子であるため、低カルシウム血症になると血液凝固因子が関与する二次止血が阻害され、出血傾向となる。

- 神経の興奮や筋肉の緊張などを落ち着かせ、穏やかに導く。低カルシウム血症になると筋肉の過緊張から、けいれんや足がつりやすくなる。

　これ以外にも様々な働きを持つカルシウムですが、甲状腺から分泌されるカルシトニンと副甲状腺から分泌されるパラソルモン、2つのホルモンによってコントロールされています。

　また、カルシウムが血中に多くなりすぎると、結石をつくる原因になります。

✿「血中カルシウム」はどうやって調節されている？

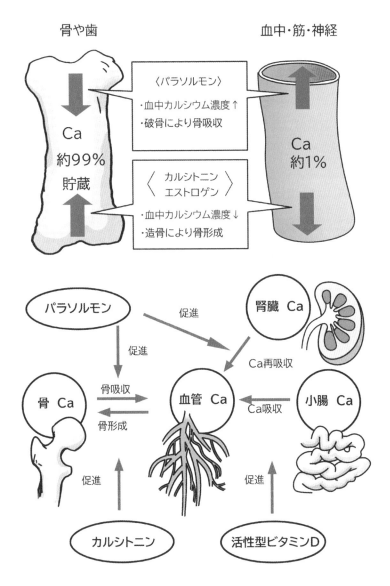

骨や歯

血中・筋・神経

〈パラソルモン〉
・血中カルシウム濃度↑
・破骨により骨吸収

Ca
約99%
貯蔵

Ca
約1%

〈 カルシトニン
エストロゲン 〉
・血中カルシウム濃度↓
・造骨により骨形成

パラソルモン

促進

腎臓 Ca

促進

Ca再吸収

骨 Ca

骨吸収

血管 Ca

Ca吸収

小腸 Ca

骨形成

促進

促進

カルシトニン

活性型ビタミンD

6 副腎皮質から出る ホルモン

副腎皮質から出るホルモンのうち、主に糖質コルチコイドを
薬にしたのが副腎皮質ステロイド薬です

副腎皮質からは3種類のホルモンが分泌されますが、そのうち、**電解質コルチコイド**と**糖質コルチコイド**が重要になってきます。

電解質コルチコイド

電解質（主にナトリウム）をコントロールするホルモンです。代表は**アルドステロン**というホルモンなので、電解質コルチコイド＝アルドステロンと考えて問題ありません。**腎臓に作用し、ナトリウムの再吸収とカリウムの排泄を促進**します。

ナトリウムが再吸収されると血漿浸透圧が上昇し、半透膜を通過できないナトリウムに代わって組織から水が血管内に流入します。その結果、循環血液量が増えて血圧が上がります。電解質コルチコイド（アルドステロン）は「**ナトリウムを使って血圧を上げるホルモン**」と覚えましょう。

糖質コルチコイド

エネルギーとして使うために糖質をコントロールするホルモンです。コルチゾルやコルチコステロンなどの種類があります。

肝臓に蓄えられているグリコーゲンなどからグルコース（血糖）をつくる糖新生を促すことで、ご飯を食べなくても血糖値を上げることができます。また、そのエネルギーを使って**抗炎症・抗アレルギー・抗ストレス作用**を発揮し、病気やケガをした体と心を治す自然治癒力を発揮します。「**心と体を治すホルモン**」と覚えましょう。

副腎皮質ステロイド薬は、この糖質ステロイドを主成分とした薬のことです。抗炎症症状を期待して免疫抑制剤として、あるいはショックのような緊急時にも使用されます。

✿「電解質コルチコイド」と「糖質コルチコイド」の働き

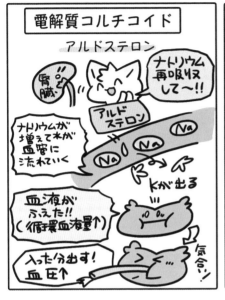

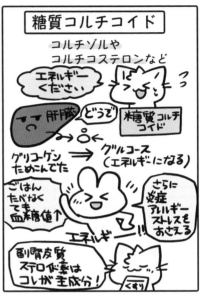

阿部先生のワンポイント講座

副腎皮質ホルモンは薬（ステロイド）として過剰に投与すると、下記のような副作用が出る可能性があります。基本は「体を治そうと暴走した」結果です。

- 炎症を過剰に抑制するため易感染を誘発。
- 病気やケガを治すためのエネルギーとして血糖値を上昇させるため、糖尿病を誘発する可能性がある。
- 全身へ栄養を供給するため血液を強く放出するので血圧が上昇。
- エネルギーを得るため消化（異化）を活発にしようと強酸性の胃液の分泌を促すので、消化性潰瘍を誘発する。
- 体を治そうと筋肉が動くと血中カルシウムが消費され、パラソルモンの分泌が亢進、破骨細胞が活性化することにより、骨粗鬆症が誘発される　　　など。

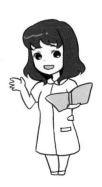

7 副腎髄質から出る ホルモン

「副腎髄質」は副腎皮質に包まれている内分泌器官で、
体を戦いに適した状態にします

　副腎髄質は、腎臓の上に帽子のようにのっている副腎皮質に包まれている
内分泌器官です。

　副腎髄質からは、**アドレナリン**、**ノルアドレナリン**といった**交感神経（戦
いの神経）によく似た作用を持つホルモンが分泌**されます。

アドレナリン

　アドレナリンは、副腎髄質から分泌されるホルモンの約90％を占めます。
主に心臓に作用し、心拍出量を増大させます。

ノルアドレナリン

　ノルアドレナリンは、主に血管平滑筋に作用し、末梢血管を収縮させます。

　アドレナリン、ノルアドレナリンは、どちらも血圧を上昇させる作用を持
ちます。また、戦いに適した体にするため、気管支を拡張させ、エネルギー
源としての血糖値を上昇させるなどします。

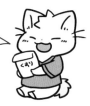

アドレナリンもノルアドレナリン
も、戦いに適した体にする
作用があるんだよ♪

❀「副腎」の構造と分泌されるホルモン

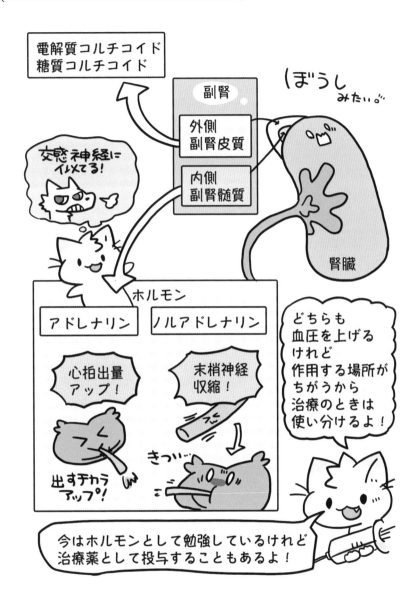

電解質コルチコイド
糖質コルチコイド

副腎

外側
副腎皮質

内側
副腎髄質

ぼうし
みたい。

腎臓

交感神経に
イレてる！

ホルモン

アドレナリン　　ノルアドレナリン

心拍出量
アップ！

末梢神経
収縮！

出すチカラ
アップ！

きつい…

どちらも
血圧を上げる
けれど
作用する場所が
ちがうから
治療のときは
使い分けるよ！

今はホルモンとして勉強しているけれど
治療薬として投与することもあるよ！

6

内分泌系

125

8 消化管から出る ホルモン

ここで大事なのは、胃のガストリン、十二指腸の
コレシストキニン−パンクレオザイミン、セクレチンです

消化管からは多数のホルモンが分泌されています。今まで説明してきたホルモンは全身に影響を与える「全身性ホルモン」ですが、胃から分泌される**ガストリン**、十二指腸から分泌される**コレシストキニン−パンクレオザイミン、セクレチン**という3種類のホルモンは分泌したところをラクにするように働いているため「局所性ホルモン」といわれます。

ガストリン

胃の幽門前庭部（G細胞）から分泌され、胃がラクになるように働きます。

胃には噛み砕かれ唾液と混ざった食べ物が入ってきますが、強酸性の胃液がドロドロに溶かすことで小腸での消化吸収を助けています。また、蛋白質分解酵素ペプシンによって、蛋白質をペプトンに分解します。ガストリンは、この**胃液とペプシンの分泌を促進**するのです。

コレシストキニン−パンクレオザイミン（CCK-PZ）

十二指腸から分泌され、十二指腸がラクになるように働きます。

小腸（十二指腸・空腸・回腸）で消化吸収される3大栄養素をすべて消化できる消化酵素の**膵液の分泌**や、脂肪を乳化する**胆汁の分泌**を促進して、十二指腸での分解・吸収をラクにします。

セクレチン

十二指腸から分泌される、**pH（酸塩基）に関するホルモン**です。

胃壁は胃粘液によって強い酸性の胃液から守られていますが、十二指腸には保護粘液は存在しないので、胃液がそのまま腸に流れ込むとあっという間に穴だらけになってしまいます。それを防ぐために**胃液の分泌を抑制し**、アルカリ性の膵液（アルカリ性の強い HCO_3^- を含む）を分泌して胃液の酸性を中和することで、十二指腸をラクにしています。

❀ 消化管ホルモンの働き

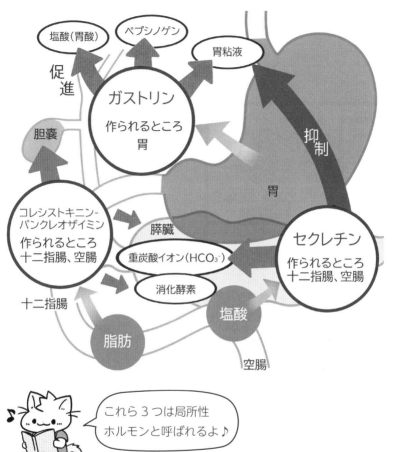

これら3つは局所性ホルモンと呼ばれるよ♪

阿部先生のワンポイント講座

コレシストキニン‐パンクレオザイミンはずいぶん長い名前ですね。実はこの2つは別々に発見されて、別々の名前が付けられたのです。ところが、その後の研究で同じ物質だということがわかり、今のように2つの名前を併記するようになりました。

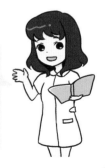

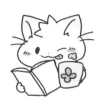
＊看護師は大変？

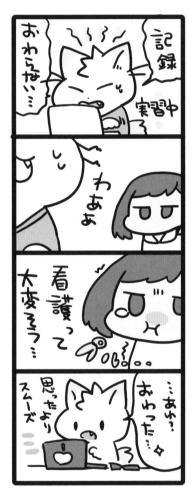

SNSや 先輩の話で
看護は大変…と
思われるけれど
「大変・つらい」の方が
目立ってみえるのです

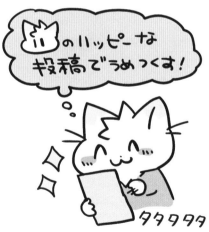

のハッピーな
投稿でうめつくす！

第 7 章

運動器

筋・骨格は、場所の名称を知ってから
どのように機能しているのかをチェック！
ケアをするとき患者さんの関節を動かす
こともあるので、想像しながら学ぼう！

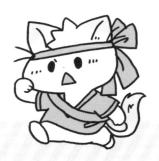

1 骨の構造と軟骨

ここでは骨の構造や、出題されやすい骨の名前と場所を確認していきましょう

　骨は、形により長骨・短骨・扁平骨に分けられ、長骨の骨端と骨幹の間には**骨端軟骨**があります。**ここに成長ホルモンが働くと身長が伸びます。**思春期を過ぎて骨端軟骨が閉じると身長の伸びが止まります。

骨の構造

　骨は、**外から骨膜、骨質、骨髄**となっています。

骨膜

　関節以外の骨の表面を覆う膜で、**成長ホルモンが働くと骨が太く**なります。

骨質

　骨の本体となる骨幹は、外側の厚い緻密質と、スポンジ状の海綿質に分けられます。

　ヒトの体の骨は全部で200個以上ありますが、平均的な重さは約7kgほど。内側を軽い海綿質にすることで骨の重量を軽くし、動きやすくしています。

骨髄

　海綿質と髄腔間の隙間を満たしている造血器官が骨髄です。造血を行っている髄腔は赤血球の影響で赤く見えるため、**赤色骨髄**といいます。赤ちゃんはすべて赤色骨髄ですが、成長するとともに末端の細い骨から造血機能を失っていきます。造血組織が脂肪に置き換わると黄色く見えるので、**黄色骨髄**と呼ばれます。

軟骨

　軟骨は弾力のある結合組織です。骨とよく似ていますが、カルシウムがないので骨のようには折れません。柔らかい組織ですが、形をしっかりと保つことができるので、外から力が加わってもすぐにもとの形に戻れます。

🍀 全身の骨格と骨の構造　200以上ある骨のうち、赤字の骨は必ず覚えましょう！

長骨の構造

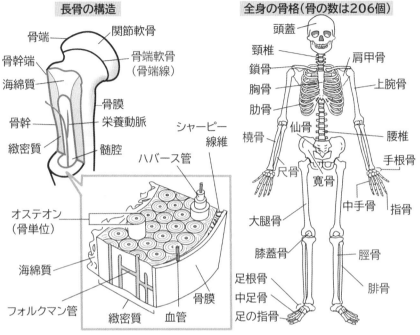

- 骨端
- 関節軟骨
- 骨幹端
- 骨端軟骨（骨端線）
- 海綿質
- 骨膜
- 栄養動脈
- 骨幹
- シャーピー線維
- 緻密質
- 髄腔
- ハバース管
- オステオン（骨単位）
- 海綿質
- フォルクマン管
- 緻密質
- 血管
- 骨膜

全身の骨格（骨の数は206個）

- 頭蓋
- 頸椎
- 肩甲骨
- 鎖骨
- 胸骨
- 上腕骨
- 肋骨
- 仙骨
- 腰椎
- 橈骨
- 尺骨
- 寛骨
- 手根骨
- 中手骨
- 指骨
- 大腿骨
- 膝蓋骨
- 脛骨
- 足根骨
- 腓骨
- 中足骨
- 足の指骨

🍀 ヒトの体幹を形成する「脊柱」

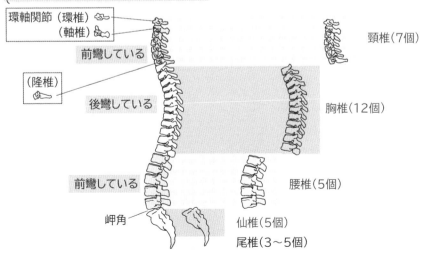

- 環軸関節（環椎）（軸椎）
- 前彎している
- （隆椎）
- 後彎している
- 前彎している
- 岬角
- 頸椎（7個）
- 胸椎（12個）
- 腰椎（5個）
- 仙椎（5個）
- 尾椎（3〜5個）

131

上肢と下肢の骨

「上肢」は腕のこと、「下肢」は足のことです。たくさんの骨がありますが、それぞれ2つの骨を覚えましょう

上肢の骨

　上肢には64個の骨がありますが、前腕（ヒジから下）の**橈骨**と**尺骨**は、必ず覚えておきましょう。

橈骨

　前腕の親指側に存在する骨です。**「橈」の字がついたら親指側**だと思ってください。親指側の骨が橈骨、親指側の神経が橈骨神経、親指側の動脈が橈骨動脈、親指側の静脈が橈側皮静脈です。

尺骨

　前腕の子指側に存在する骨です。**「尺」の字がついたら子指側**だと思ってください。子指側の骨が尺骨、子指側の神経が尺骨神経、子指側の動脈が尺骨動脈、子指側の静脈が尺側皮静脈です。親指と小指を比べると親指のほうが太いですが、**骨も神経も動脈も静脈も、「橈」とつくほうが太いです**。

下肢の骨

　下肢には62個の骨がありますが、下腿（ヒザから下）の**脛骨**と**腓骨**は、必ず覚えておきましょう。

脛骨

　下腿の前面に存在する太い骨です。

腓骨

　下腿の後面に存在する細い骨です。足は前面をぶつけることが多いものですが、ぶつかっても折れないように脛骨は太く、腓骨は細くなっています。腓骨は弱くていい——**「腓」は「非力の非」**と覚えましょう。

🍀「上肢」と「下肢」の骨

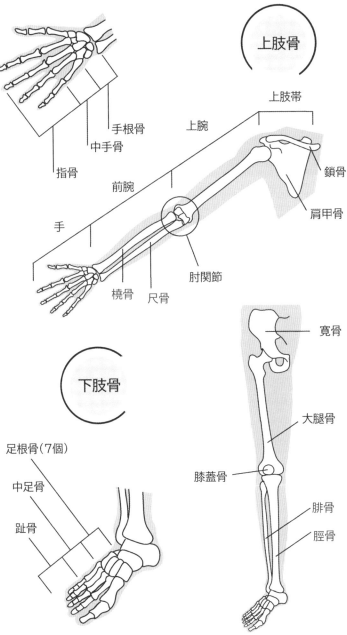

上肢骨

手根骨
中手骨
指骨
上腕
前腕
手
橈骨
尺骨
肘関節
上肢帯
鎖骨
肩甲骨

下肢骨

足根骨（7個）
中足骨
趾骨

寛骨
大腿骨
膝蓋骨
腓骨
脛骨

7

運動器

133

3 関 節

「関節」は骨と骨の連結部分。
構造と3つの種類を押さえましょう

骨と骨の連結部分を**関節**といいます。頭蓋骨の縫合のように動かないものもありますが、一般的には動く関節（可動関節）のことを関節といいます。

関節の構造

連結する2つの骨がぶつかり合ってすり減ってしまわないように、2つの骨の間には**滑膜**があり、潤滑油の役目を果たす**滑液**を分泌しています。

骨同士は筋肉や**靭帯**（強い結合組織）で結ばれていて、それらの引っ張り合う力で関節を曲げることができます。動く方向、角度はある程度決まっているので、それを超える曲げ方をすると、骨折したり脱臼したりすることがあります。

関節の種類

可動性によって、**自由度の高い多軸性、2方向に曲がる2軸性、1方向にしか曲がらない1軸性**があります。

さらに、関節の形によって2軸性には楕円関節と鞍関節が、1軸性には蝶番関節と車軸関節があります。

多軸関節

関節の頭部が球状なので**球関節**ともいいます。**関節の中で最も運動範囲が広いもの**で、**肩関節**が代表です。同じ球関節に**股関節**がありますが、こちらは大腿骨骨頭と相対する骨盤側の関節窩（丸い骨頭が収まるくぼみ）が深いため、運動範囲は少し狭くなります。

運動範囲の最も広い肩関節が、最も脱臼しやすくなります。

❀「関節」の構造

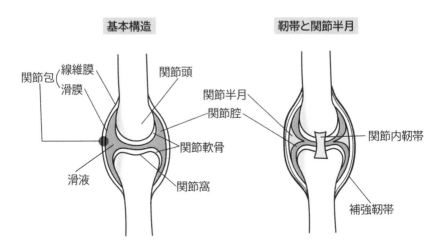

基本構造

関帯と関節半月

関節包 ― 線維膜
滑膜
関節頭
関節半月
関節腔
関節内靭帯
関節軟骨
滑液
関節窩
補強靭帯

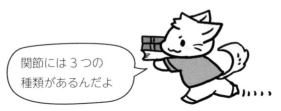

関節には3つの
種類があるんだよ

かげさんの勉強ポイント！

関節の構造は、立体的に考えるので難しそうに感じるけれど、ひざや腕
を実際に動かしながら勉強してみよう。
車いすへの移乗や更衣、リハビリなど、実際に患者さんへケアを行う際
に、関節が「どのように」「どのくらい」動かせるのかを把握することで、
患者さんの安全や安楽につながるよ！

2 軸性関節

2軸性関節は形によって次の2つに分かれます。

楕円関節

関節の頭部が楕円形をしていて、2方向に曲がります。しかし、完全な回転はできません。

代表は、手首に存在する**橈骨手根関節**です。手首を回すと、**円ではなく楕円に動く**ことがわかると思います。

鞍関節

鞍関節は楕円関節と同じく関節頭が楕円形をしていますが、関節窩が浅く、靭帯が強く2つの骨を引っ張るので、運動は楕円関節よりも制限されます。**乗馬するときの鞍のような動き**だと思ってください。

代表は、親指の付け根に存在する**手根中手関節**です。親指を回すと乗馬時のように上下、左右に動くのがわかると思います。

1 軸性関節

1軸性関節は次の2つです。

蝶番関節

蝶番関節はその名のとおり、ドアの蝶番のような動きをします。**ドアを開ける・閉めるという一方向**にしか動きません。

ヒジの曲げ伸ばしをする**肘腕尺関節**が代表です。

車軸関節

片方の関節の頭が長軸で、もう片方にはまるようになっています。**捻る方向**にしか動きません。

ヒジを捻る**上・下橈尺関節**が代表です。

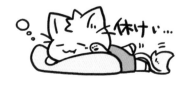

❀関節の種類と代表的なもの

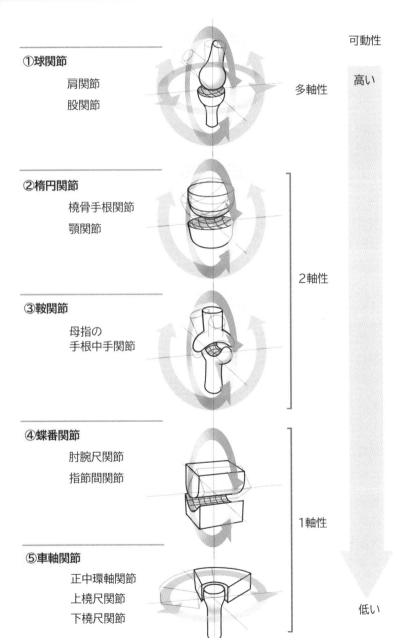

①球関節
    肩関節
    股関節

②楕円関節
    橈骨手根関節
    顎関節

③鞍関節
    母指の
    手根中手関節

④蝶番関節
    肘腕尺関節
    指節間関節

⑤車軸関節
    正中環軸関節
    上橈尺関節
    下橈尺関節

多軸性

2軸性

1軸性

可動性

高い

低い

7

運動器

4 筋収縮

第1章の筋組織でも説明した「アクチンフィラメント」と
「ミオシンフィラメント」が筋収縮に関係します

　筋肉には、主に骨格に存在する骨格筋と、内臓や血管に存在する平滑筋、心臓に存在する心筋の3種類があります（種類と特徴は30ページ参照）。

　ここでは、運動に関与する骨格筋の収縮のしくみを理解しましょう。

筋肉の構造

　骨格筋をつくっている細胞は核をたくさん持った細長い細胞で、筋線維または筋細胞と呼ばれます。

　筋線維にはたくさんの筋原線維の束が詰まっていて、細い**アクチンフィラメント**と太い**ミオシンフィラメント**が存在します。

筋収縮のしくみ

　筋収縮は、ATPをADPに変更するときに得るエネルギーを使って行われます。

　アクチンフィラメントにはトロポミオシンという蛋白質が巻きついていて、通常はミオシンフィラメントと結合できないようにブロックしています。

　運動神経が刺激を伝達すると、神経伝達物質のアセチルコリンが放出され、筋線維に興奮が伝わります。その興奮によって**筋小胞体からカルシウムが放出**されます。

　カルシウムはブロックしていたトロポミオシンの働きを阻害し、**アクチンフィラメントがミオシンフィラメントの上に滑り込むことで筋収縮が起こる**のです。

🍀「骨格筋」の構造

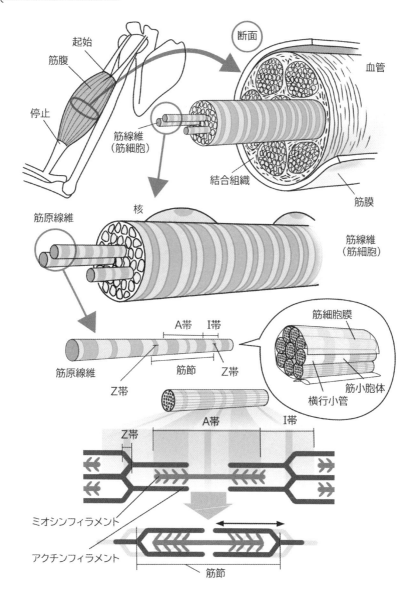

起始

筋腹

停止

断面

血管

筋線維
（筋細胞）

結合組織

筋膜

核

筋原線維

筋線維
（筋細胞）

A帯　I帯

筋節　Z帯

筋原線維

Z帯

筋細胞膜

筋小胞体

横行小管

Z帯

A帯　I帯

ミオシンフィラメント

アクチンフィラメント

筋節

5 関節運動

「関節運動」は骨格筋の収縮と弛緩によって起こります。
出題されやすい筋肉を集中して覚えましょう

骨格筋の両端は腱と呼ばれ、関節を越えて骨につながっています。体の中心に近いほうが起始、遠いほうが停止です。

関節運動の表現

基本肢位はいわゆる「気をつけ」の姿勢です。このときの関節角度が「0度」。足首は直角で0度です。関節運動は下記の4つで表現されます。

関節運動の表現① 屈曲／伸展

屈曲は骨同士の角度を小さくすることで、ヒジを曲げる運動などです。

伸展は骨同士の角度を大きくすることで、曲げていたヒジを伸ばす運動などです。

関節運動の表現② 外転／内転

外転は骨を体の中心から遠ざけること。「気をつけ」で体に沿っている腕や足を外に持ち上げていく運動です。

内転は骨をさらに体の中心に近づけること。「気を付け」で体に沿っている腕や足を、さらに内側に引き付ける運動です。

関節運動の表現③ 外旋／内旋

外旋は骨の長軸に対して外向きに向けることです。「前ならえ」したときの腕を、骨の長軸に対して外向きに向けていく運動です。

内旋は骨の長軸に対して内向きに向けることです。「前ならえ」したときの腕を、骨の長軸に対して内向きに向けていく運動です。

関節運動の表現④ 回外・回内

回外は前腕の外側へのねじりのことで、「前ならえ」したときの手のひらを外側に倒す運動です。

回内は前腕の内側へのねじりのことで、手のひらを内側に倒す運動です。

❀「関節運動」の種類

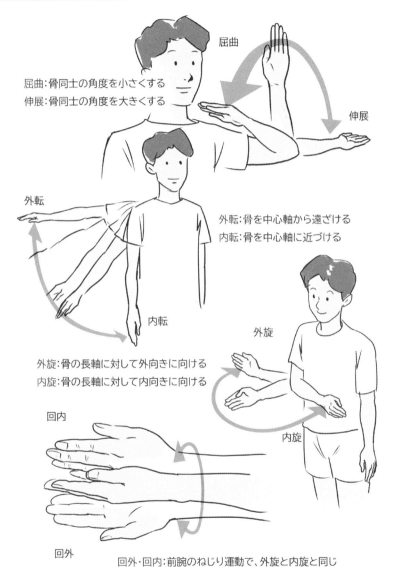

屈曲

屈曲:骨同士の角度を小さくする
伸展:骨同士の角度を大きくする

伸展

外転

外転:骨を中心軸から遠ざける
内転:骨を中心軸に近づける

内転

外旋

外旋:骨の長軸に対して外向きに向ける
内旋:骨の長軸に対して内向きに向ける

内旋

回内

回外

回外・回内:前腕のねじり運動で、外旋と内旋と同じ

関節の運動には様々な筋肉が協力しています。

肩関節の関節運動

肩に存在する**三角筋**が収縮すると、**肩関節が外転**します。

肘 関節の関節運動

上腕二頭筋が収縮すると、**肘関節が屈曲**します。腕を曲げるとフタコブラクダのように盛り上がってくる筋肉です。

上腕三頭筋が収縮すると、**肘関節が伸展**します。脂肪に置き換わりやすい筋肉なので、年齢とともに垂れ下がって「振りそで」などとも称されます。

股関節の関節運動

腸腰筋が収縮すると、**股関節が屈曲**します。下腹部の前側にあって、腸と腰を支える筋肉なので、この名前が付いています。

大殿筋が収縮すると、**股関節が伸展**します。お尻にある一番大きな筋肉なので、この名前がついています。

膝関節の関節運動

大腿四頭筋が収縮すると、曲がっていた**膝関節が伸展**します。頭起始が4つもある非常に力の強い筋肉です。サッカーで思いっきりボールを蹴りたいときには、まず足を曲げて思いっきり前に振り出しますが、そのときに働いている筋肉が大腿四頭筋です。

大腿二頭筋が収縮すると、**膝関節が屈曲**します。ボールを後ろにチョンと蹴り上げるときなどに働きます。

足関節の関節運動

足首はもともと過伸展していますから、**足関節の伸展（背屈）はさらに足背部側に曲がること**を意味します。下腿の前面に存在する**前脛骨筋**が収縮します。

屈曲（底屈）は爪先で立つように、足首が足底部側に曲がることです。下腿の後面に存在する**下腿三頭筋**が収縮します。

🍀 主な関節運動

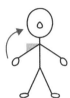

■上腕の外転
:三角筋。腕を外側から
持ち上げる

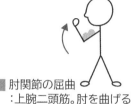

■肘関節の屈曲
:上腕二頭筋。肘を曲げる

■肘関節の伸展
:上腕三頭筋。肘を伸ばす

■股関節の屈曲
:腸腰筋。足を前に蹴り上げる

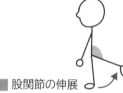

■股関節の伸展
:大殿筋。足を後ろに蹴り上げる

■膝関節の屈曲
:大腿二頭筋。膝を曲げる

■膝関節の伸展
:大腿四頭筋。膝を伸ばす

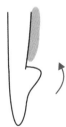

■足関節の背屈(伸展)
:前脛骨筋。足の裏を床につける

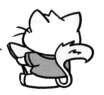

■足関節の底屈(屈曲)
:下腿三頭筋。つま先で立つ

関節が動くには筋肉の
協力が必要なんだよ♪

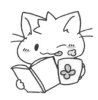

かげさんの
ちょっとひとやすみ

＊気がつけばすっかり……

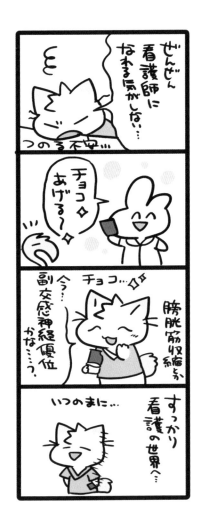

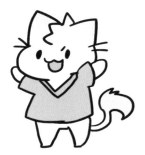

看護師
向いてないなと
思ってもステキな
看護はできる！

第 8 章

呼吸器

呼吸器は呼気・吸気のときの特徴を
まず押さえてね。ほかにも、肺気量は
呼吸の機能が障害されたときの理解や、
人工呼吸器を使用している患者さんを
看護するときに必要な知識だから、
区分がどこを示しているのかを把握しよう！

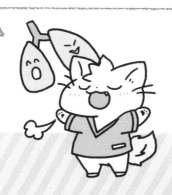

1 呼吸器の構造

「呼吸器」は鼻から肺までの器官。空気の通り道です。
まずはその構造を覚えましょう

外界からの空気は、鼻や口から取り込まれます。その空気が咽頭（空気も食べ物も通る）から喉頭（空気だけが通る）・気管・気管支・肺（肺胞）へと運ばれていきます。

それぞれの特徴は下記のとおりです。

上気道

鼻腔から喉頭までを**上気道**といいます。喉頭の入口には喉頭蓋というフタがあり、嚥下反射と連動して、ごくんと食べ物を飲み込んだ瞬間に閉じて**気道を閉鎖することで、食べ物が気道に入る（誤嚥）のを防いでいます**。また、喉頭には発声器である声帯があり、ひだが振動することで声が出ます。

下気道

下気道は気管から末梢側の部分で、具体的には気管・気管支・細気管支のことをいいます。気管は長さ約10cmで、第5胸椎の高さで左右の気管支に分かれます。

効率的なガス交換のため、小さな左の肺には少しの空気を、大きな右の肺にはたくさんの空気を送るために、左右の気管支は構造が違います。

左気管支は細く、長く、角度がゆるやか（約45度）です。右気管支は太く、短く、角度が急（約25度）です。誤嚥した食べ物は、太くて角度が急な右肺に入りやすいため、誤嚥性肺炎は右肺に起こりやすいのです。

❀「呼吸器」はこうなっている！

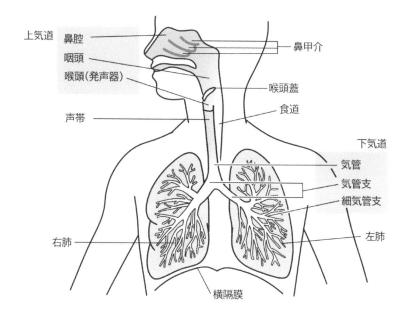

上気道
鼻腔
咽頭
喉頭(発声器)
鼻甲介
喉頭蓋
声帯
食道
下気道
気管
気管支
細気管支
右肺
左肺
横隔膜

❀「下気道」のつくりには理由がある！

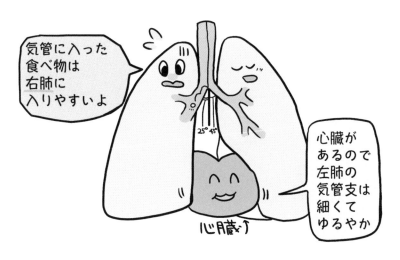

気管に入った
食べ物は
右肺に
入りやすいよ

25° 45°

心臓が
あるので
左肺の
気管支は
細くて
ゆるやか

心臓⤴

肺

　左右の肺の間には心臓がありますが、心臓は心尖部（しんせんぶ）を左に傾けるように存在しているため、胎児期に肺が成長する過程で左の肺は心臓に圧迫され、**上葉・下葉の2葉**にしか成長できません。

　一方、右の肺は心臓が左に傾いている分、空間的な余裕があるので、**上葉・中葉・下葉の3葉**に成長します。

肺の働き

　ガス交換のため、二酸化炭素を多く含んだ静脈血が右心室から肺動脈（心臓から出ていく血管は、血液の性状とは無関係に動脈）に拍出されます。

　肺動脈は心臓を出て間もなく左右に分かれ、その左肺動脈・右肺動脈がさらに2本に分かれて、合計4本の肺動脈が左右の肺に静脈血を運び込み、酸素を取り入れて二酸化炭素を放出するガス交換が行われます。

　酸素の豊富になった動脈血が、肺静脈（心臓に入る血管は、血液の性状とは無関係に静脈です）を通って左心房に入っていきます。

　この肺静脈と肺動脈は、肺がガス交換という機能を果たすための機能血管です。

　肺に栄養を与えるための栄養血管は別にあり、**気管支動脈**と呼ばれています。

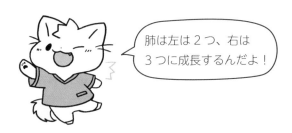

肺は左は2つ、右は3つに成長するんだよ！

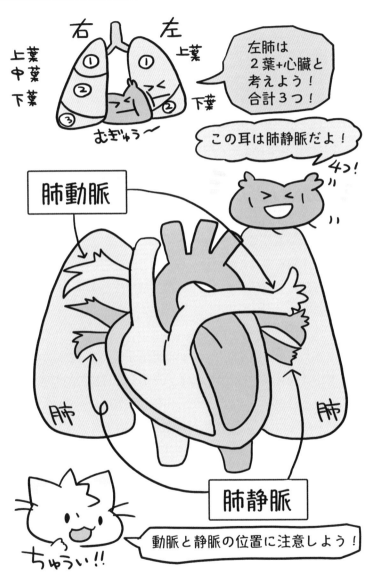

2 呼吸運動

呼吸には「腹式呼吸」と「胸式呼吸」の2種類あります。
違いとしくみを理解しましょう

　肺は自分で伸びたり縮んだりすることはできません。そのためヒトの呼吸は、外側から肺を引っ張る方法をとっています。

　肺は胸腔に存在しています。胸腔の周りは胸骨・肋骨・胸椎という骨が鳥かごのように取り巻いていて、下は横隔膜で腹部と分離されています。肋骨の間には外肋間筋と内肋間筋があり、密閉された空間となっています。この空間をつねに陰圧に保つことで肺を外に引っ張る力を発生させ、肺という形を維持し続けているのです。

　呼吸は、陰圧を強くすると肺がふくらんで空気を吸い込む吸気と、陰圧が弱くなって肺が縮んで空気を吐き出す呼気で成り立ちます。

胸式呼吸

　胸式呼吸で働くのは外肋間筋です。**外肋間筋が収縮すると、いつもは斜め下に下がっている肋骨が持ち上がります。その分だけ胸腔内の容積が増えて陰圧が強くなり、息が吸えます。**肺胞の内圧と大気圧が同じになると、外肋間筋は自然に収縮を止め、ゴム風船から空気が抜けるように肺の弾力で自然に息が吐き出されます。

腹式呼吸

　腹式呼吸では**横隔膜**が働きます。横隔膜は胸部と腹部を分ける膜状の筋肉で、胸腔内圧がつねに陰圧なので、胸腔側に突き出したドーム状になっています。膜状ですが筋肉なので、**収縮すれば長さは短くなり、ドーム部分が下に下がります。その分だけ胸腔内の容積が増えて陰圧が強くなり、息が吸えます。**空気を吐くときは、横隔膜が弛緩するだけです。

❀「呼気」と「吸気」はこうなっている！

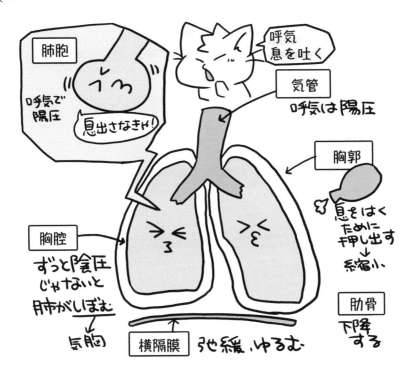

	吸気（吸息）	呼気（呼息）
気 管	陰 圧	陽 圧
肺 胞		
胸腔内		陰 圧
横隔膜 外肋間筋	収 縮	弛 緩
内肋間筋		収縮（努力時）
胸 郭	拡 大	縮 小
肋 骨	挙 上	下 降

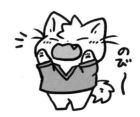

３ 肺気量

「肺気量」は肺の中に含まれる空気です。
呼吸曲線（スパイログラム）で呼吸の状態がわかります

　肺の中に含まれる空気の量を**肺気量**といいます。肺気量は次のように区分されます。

1 回換気量

　安静にしているときに１回の呼吸で肺に出入りする空気の量。**成人男性で約 450 〜 500mL** です。

予備呼気量・予備吸気量

　通常の呼吸からさらに、努力して吐き出すことのできる空気の量を**予備呼気量**といいます。また、努力して吸い込むことのできる空気の量を**予備吸気量**といいます。

残気量

　最大限に空気を吐き出しても肺の中に残る空気の量のことを**残気量**といいます。**成人男性では 1000 〜 1200mL** くらいです。

肺活量

　思いきり息を吸って、思いきり吐いたときに吐き出される空気の量を**肺活量**といいます。**成人男性で 3 〜 4L** くらいです。

1 秒量

　最初の１秒間に吐き出される空気の量を **1 秒量**といいます。

1 秒率

　肺活量全体を 100 として、最初の１秒間に吐き出された空気の割合を **1 秒率**といいます。

　なお、通常は呼吸するのに意識は必要ありませんが、努力呼吸時や深呼吸時には意識的に内肋間筋が収縮して肋骨を普段より下に下げ、最大限の呼気を行うことができます。

❀ 呼吸曲線（スパイログラム）

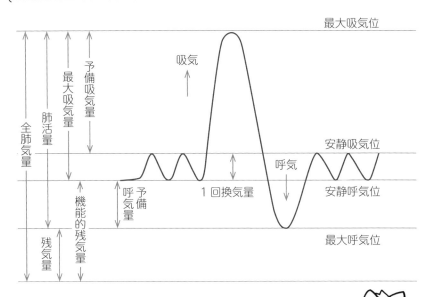

❀ 肺気量分画

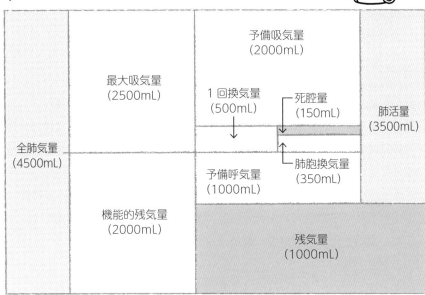

4 換気障害

「換気障害」は国試にもよく出ます。
しくみから代表的な疾患まで、しっかり押さえましょう

　肺への空気の出入りである換気に障害を起こす疾患を「換気障害」といい、閉塞性換気障害と拘束性換気障害の2つに分類されます。

閉塞性換気障害

　気道が狭窄・閉塞することによって起こるもので、**通り道のどこかが狭くなって空気が通りにくくなった状態**です。吸気時は外肋間筋や横隔膜が収縮する力が加わりますが、呼気時は弛緩するだけのため、呼気時に息苦しさが発生する呼気性呼吸困難を起こしやすくなります。

　空気の通り道が狭くなっているので、最初の1秒間に吐き出される空気の量は少なくなり、**1秒量と1秒率は著しく低下**します。しかし、時間をかければ狭い通り道でもいつもどおりの空気の量を通せるため、**肺活量はほぼ正常**です。

　代表的な疾患は**気管支喘息、慢性肺気腫、慢性気管支炎**などです。

拘束性換気障害

　肺胞の拡張が障害されて起こるものです。「拘束」は、自由を奪うという意味で、風船のように伸縮するはずの肺が自由に動けなくなった状態です。

　自由に伸び縮みできないので、思いきり空気を吸い込むことも思いきり空気を吐くこともできず、**肺活量は著しく低下**します。

　しかし、空気の通り道が狭くなったわけではないので、最初の1秒間に吐き出される空気の量には変化はなく、**1秒率と1秒量はほぼ正常**です。

　代表的な疾患は、**肺線維症、肺炎**などです。

　個々の疾患についてはシリーズ2巻で解説します。

🍀「閉塞性換気障害」と「拘束性換気障害」の1秒率と肺活量

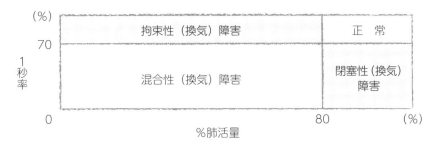

(%)	拘束性（換気）障害		正　常
70			
	混合性（換気）障害		閉塞性（換気）障害
0		80	(%)

1秒率 / ％肺活量

🍀「換気障害」はこんな病気！

8

呼吸器

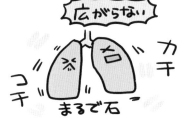

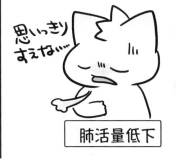

閉塞性換気障害

通り道がふさがっている

慢性肺気腫　気管支喘息

息出せない

主に　息をはくのがだめ

1秒率・1秒量が低下

ゆっくり… ぜぇ… ぜぇ

肺活量は同じ

拘束性換気障害

肺の拡張が障害されている

広がらない

コチ カチ

まるで石

息をすうのがだめ

思いっきりすえない…

肺活量低下

5 呼吸の調整

肺は自分で伸び縮みできないゴム風船と同じ。
では、どうやって呼吸が調整されているのでしょうか？

二酸化炭素受容体（中枢化学受容体）

呼吸を司る呼吸中枢は、延髄にあります。

延髄は生命維持中枢と呼ばれ、呼吸だけでなく、心臓、血管運動、咀嚼、嘔吐など命に関わる様々な生命活動の中枢として働いています。

この延髄に、**動脈血二酸化炭素分圧（$PaCO_2$）**の上昇を感知する**中枢化学受容体**があります。

動脈血の中に二酸化炭素が増えてくると、延髄の中枢化学受容体が働き、肺に「もっと呼吸を頑張るように」と指令を出します。これにより呼吸が促進されて、二酸化炭素量が正常になります。

酸素受容体

通常は、延髄の化学受容体が二酸化炭素の濃度によって呼吸運動を調節していますが、慢性的な呼吸器疾患によって高二酸化炭素血症が続いてしまうと、中枢化学受容体が麻痺してしまいます。

しかし、そのせいで呼吸が止まっては大変です。そのため、高二酸化炭素血症で**中枢化学受容体が麻痺してしまったときの予備機関**として、**酸素受容体**が存在します。

これが、大動脈起始部に存在する**大動脈小体**と、頸動脈に存在する**頸動脈小体**です。

ここでは**動脈血酸素分圧（PaO_2）**の低下を敏感に感知します。そして、動脈血の中に酸素が足りないと判断すると、肺に「もっと呼吸を頑張るように」と指令を出します。これにより呼吸が促進されて、動脈血内の酸素量が正常になります。

❀「酸素受容体」はこうなっている！

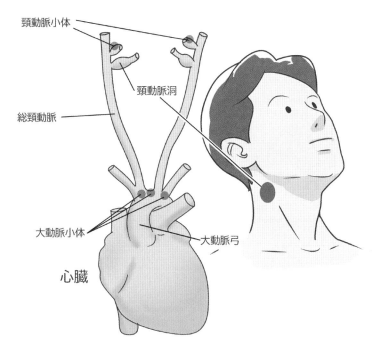

頸動脈小体

頸動脈洞

総頸動脈

大動脈小体

大動脈弓

心臓

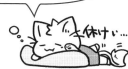

酸素受容体は動脈に酸素が
足りないと、もっと呼吸を
するよう指令を出すよ

かげさんの勉強ポイント！

呼吸の調節は肺で行っていると思いがちだけれど、酸素受容体は血管に
あるという点がポイント。吸ったり吐いたりする空気ではなく、血液で
呼吸がちゃんと行われているかを判断するんだよ。
臨床では「血液ガス分析」という血液検査を行って、患者さんの呼吸の
状態をチェックしたりするよ！

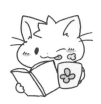

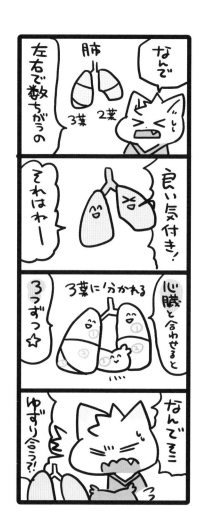

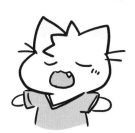

勉強の休けいに
深呼吸〜

第 9 章

消化器系

消化器は、胃や腸、膵臓など臓器の名前を
知っている人は多いよね。そこにプラスして
消化液や神経、内分泌などをふまえて
どんな構造と機能があるのかを
詳しく見ていけるようになろう！

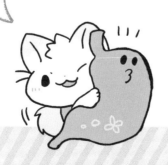

1 消化管の構造と働き① 口腔～咽頭

出る度 🐾🐾🐾

「消化管」は、口から肛門までをいいます。
まずは全体の構造を知っておきましょう

消化管のうち、**口腔・咽頭・食道・胃・十二指腸までを上部消化管**といい、**空腸・回腸・大腸・直腸・肛門までを下部消化管**といいます。

口腔

食物を歯で噛み砕き、唾液と混ぜることを咀嚼といいます。唾液には、炭水化物消化酵素の**唾液アミラーゼ（プチアリン）**が含まれていて、**炭水化物を麦芽糖（マルトース）に分解**します。唾液は日に 1 ～ 2L 分泌されています。

唾液を分泌する主な唾液腺は、次のとおりです。

耳下腺

外耳道の前方下方にある一番大きな唾液腺。漿液性（水のようにさらさらした）の唾液を分泌します。

舌下腺

口腔底粘膜下にあり、粘性のあるムチンを含むため、漿液と粘液の混合性の唾液を分泌。ムチンは、噛み砕いた食物をまとめやすくします。

顎下腺

下顎角の内側にある。舌下腺と同じく、混合性の唾液を分泌します。

咽頭

空気も食物も、咽頭を通ります。

歯で噛み砕き、唾液と混ざった食物が咽頭に触れると、嚥下反射が起こります。

このとき、気道側に入らないように、空気の通り道である喉頭の喉頭蓋が閉じて、食物は自然に食道に誘導されます。

🍀「消化器系」とは？

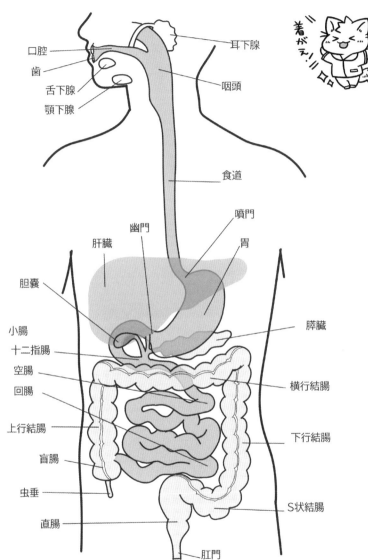

口腔
歯
舌下腺
顎下腺

耳下腺

咽頭

食道

噴門

幽門

肝臓

胆嚢

小腸
十二指腸
空腸
回腸
上行結腸
盲腸
虫垂
直腸

胃

膵臓

横行結腸

下行結腸

S状結腸

肛門

着がえ!!!

2 消化管の構造と働き②
食道〜胃

食物は、「咽頭」から「食道」へ移ります。
ここでは、食道から胃を見ていきましょう

食 道

　咽頭から胃までをつなぐ、長さ約25cmの筋肉でできた管が**食道**。蠕動運動で食物を胃まで運びます。

　食道の上部は随意筋の横紋筋ですが、下部は不随意筋の平滑筋です。また、咽頭が食道と気道に分岐するところと、すぐ前で気道が左右の気管支に分岐するところ、呼吸のための筋肉である横隔膜を貫くところは少し狭くなっています。この3ヶ所を**生理的狭窄部位**といい、**食道癌がよくできる場所**です。

胃

　胃の入り口を噴門部といいます。**入り口がゆるむと噴水状に吐き出されるため「噴門」**と覚えましょう。

　出口は幽門部といいます。**出口が閉まると幽閉されるため「幽門」**と覚えましょう。

　胃のふくらんだ中心部は胃体部といい、右側で小さくカーブしているところを小彎、左側で大きくカーブしているところを大彎といいます。また、胃の上部のふくらみを胃底、幽門手前のふくらみを幽門前庭部といいます。

　胃は、胃体部にある胃底腺から、1日に1〜2Lの胃液を分泌します。

　胃液は無色・無臭・強酸性（pH1〜2）の液体で、主に蛋白質消化酵素の**ペプシン**（蛋白質をペプトンに分解）と胃粘膜を保護する粘液、塩酸（胃酸）からなります。さらに蠕動運動で食物と胃液を混ぜ合わせ、小腸で消化吸収しやすいように食物を粥状にします。

　胃の中で粥状になった食物は、幽門が開いて十二指腸に送り出されます。

🍀「胃」の構造

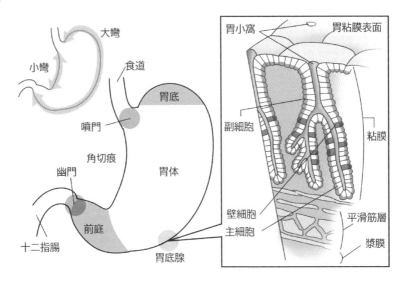

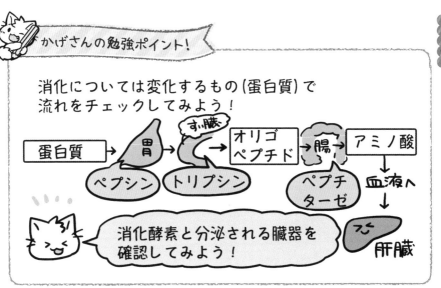

かげさんの勉強ポイント！

消化については変化するもの（蛋白質）で
流れをチェックしてみよう！

蛋白質 → 胃 → すい臓 → オリゴ ペプチド → 腸 → アミノ酸

ペプシン　トリプシン　　　ペプチ ターゼ　血液へ

消化酵素と分泌される臓器を
確認してみよう！

肝臓

3 消化管の構造と働き③ 小 腸

「小腸」は栄養素の消化・吸収をするところ。
そのため、吸収しやすい構造をしています

　小腸は十二指腸、空腸、回腸に分かれます。十二指腸と空腸の境界には**トライツ靭帯**があります。トライツ靭帯は後腹膜に張り付いて存在し、小腸が蠕動運動でズレないように、位置を保つ機能を持っています。トライツ靭帯より上部を上部消化管、下部を下部消化管といいます。

　3大栄養素など、ほとんどの栄養素が小腸で消化吸収されます。

　胃で粥状になった食物とより多く接触するため、小腸の粘膜は**輪状のヒダ**になっていて、さらにその**表面には無数の腸絨毛**があります。

　また、3大栄養素を消化する膵液と、肝臓でつくられ胆嚢で濃縮された胆汁を流出する総胆管の大十二指腸乳頭（ファーター乳頭）が開いています。

小腸の機能

　膵液には、炭水化物（糖質）を分解する**アミラーゼ**、蛋白質を分解する**トリプシン**、脂肪を分解する**リパーゼ**などの酵素が含まれています。

　胆汁は消化酵素ではありませんが、**リパーゼが脂肪を分解するために脂肪を乳化することで、リパーゼの作用を促進**します。

　3大栄養素以外の栄養素は消化酵素による分解を必要としません。もともと小さい物質なので、そのまま半透膜の膜を通り抜けて体に吸収できるからです。炭水化物・蛋白質・脂質は分子量が大きく、そのままでは吸収できないため、**消化酵素を使って半透膜を通り抜けられるまでに小さくし、門脈を通って肝臓へと運ばれます。

　炭水化物はグルコース、フルクトース、ガラクトースという単糖類にまで、蛋白質はアミノ酸にまで分解されます。脂肪はモノグリセリドと脂肪酸に分解されて、体の中に吸収されます。

✿「小腸」の構造

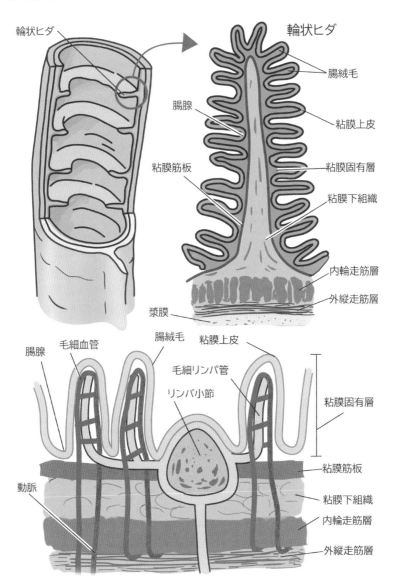

輪状ヒダ

輪状ヒダ

腸絨毛

粘膜上皮

腸腺

粘膜筋板

粘膜固有層

粘膜下組織

内輪走筋層

外縦走筋層

漿膜

腸腺　毛細血管　腸絨毛　粘膜上皮

毛細リンパ管

リンパ小節

粘膜固有層

動脈

粘膜筋板

粘膜下組織

内輪走筋層

外縦走筋層

4 消化管の構造と働き④ 大 腸

「大腸」は水分と電解質を吸収するところ。
便秘と下痢は大腸の健康のバロメーターです

　大腸は盲腸、上行結腸・横行結腸・下行結腸、直腸に分けられます。

　結腸には結腸ヒモと呼ばれる構造があります。洋服のフリルのようなもので、上行・横行・下行の結腸が形づくられます。**フリルの重なりを半月ヒダ**といい、**ヒダでできるふくらみを結腸隆起**といいます。この形全体をハウストラと呼びます。

　大腸では、主に水と電解質の吸収が行われます。

　大腸の蠕動運動が低下して、いつまでも食物の残りかすが大腸にとどまって水分と電解質が吸収され続けると、便が固くなって便秘となります。

　大腸の蠕動運動が亢進して、水分と電解質が十分に吸収されないまま食物の残りかすが運ばれていくと、下痢となります。

排便のメカニズム

　排便には自律神経（交感神経・副交感神経）と体性神経が関与します。

　まず、**糞便が蠕動運動によって直腸内に送られ直腸壁が伸展すると、その刺激で副交感神経である骨盤内臓神経が興奮**します。戦いが終わってリラックスしている副交感神経だから、便意を感じるのです。

　骨盤内臓神経の興奮は、仙髄の排便中枢を通って大脳に伝達され、便意を自覚し、直腸が収縮して、便が肛門に送られます。

　肛門には括約筋が２つあります。内肛門括約筋は平滑筋でできていて、骨盤内臓神経が支配しています。外肛門括約筋は横紋筋でできていて、自分の意志で動かす体性神経の陰部神経が支配しています。

　骨盤内臓神経の興奮によって内肛門括約筋の弛緩が起こり、同時に便が漏れないように意識で外肛門括約筋を収縮させていた陰部神経を抑制すると、排便できるようになります。

🍀 排便はこうして起きる！

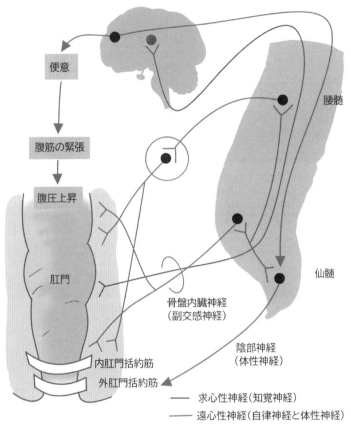

便意

腹筋の緊張

腹圧上昇

肛門

腹腔内臓神経
（副交感神経）

陰部神経
（体性神経）

内肛門括約筋

外肛門括約筋

腰髄

仙髄

―― 求心性神経（知覚神経）

―― 遠心性神経（自律神経と体性神経）

➕ 興奮 ➖ 抑制

	受容器－求心路	中枢	遠心路－効果器（反応）
排便	直腸壁の 伸展受容器➕ ―― 骨盤内臓神経	腰仙髄	骨盤内臓神経➕ ┬ 直腸 　　　　　　　　└ 内肛門括約筋（弛緩） 陰部神経➖ ―― 外肛門括約筋（弛緩）

5 肝・胆・膵

肝臓・胆嚢・膵臓は、消化のための食物を運ぶ管である
消化管と密接に関係しています

肝 臓

　肝臓は横隔膜の下、腹腔（ふくくう）の右上部に存在する人体最大の臓器。肝臓でつくられた胆汁は総胆管に合流し、膵臓からの膵管とともに大十二指腸乳頭（ファーター乳頭）に開口します。開口部にはオッディ括約筋があり、分泌量をコントロールしています。

肝臓の機能

　肝臓はヒトの体の化学工場ともいわれ、500以上の機能がありますが、主なものだけ押さえましょう。

▌肝臓の主な機能

- 糖質の代謝
- 蛋白質の代謝
- 脂質の代謝
- ビリルビンの代謝
- ホルモンの代謝
- 血液凝固因子の生成
- 解毒作用　など

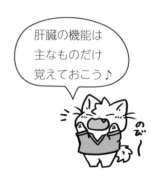

肝臓の機能は
主なものだけ
覚えておこう♪

胆 嚢

　胆嚢（たんのう）は、肝臓の右下にある長さ約8cm・最大幅4cmの、袋状の組織です。**胆嚢は肝臓で生成された胆汁を一時的に蓄え、濃縮します。**
　脂肪性の食物が十二指腸に入ると収縮し、同時にオッディの括約筋が弛緩して、胆汁は十二指腸に流れ出します。

❀「肝臓」「胆嚢」「膵臓」はこうなっている！

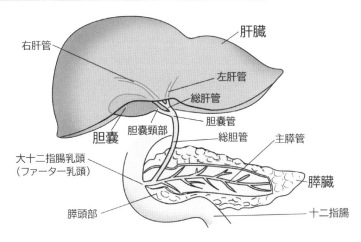

右肝管
肝臓
左肝管
総肝管
胆嚢管
胆嚢頸部
胆嚢
総胆管
主膵管
大十二指腸乳頭
（ファーター乳頭）
膵臓
膵頭部
十二指腸

❀肝臓の主な働き

	肝臓の主な働き	肝臓異常時に起きる主な症状
代謝	糖代謝（グリコーゲン貯蔵、グルコースの合成	高血糖、低血糖
	蛋白質代謝（アルブミンと血液凝固因子の合成）	浮腫、腹水
	脂質代謝（コレステロールとリン脂質の合成）	脂肪肝、脂肪吸収不良
	ホルモン代謝（ホルモンの分解・不活性化、脂肪酸の合成分解）	女性乳房化、精巣萎縮
	ビリルビン代謝（間接ビリルビンを直接ビリルビンに変える）	黄疸
解毒	アンモニアやアルコールなどの有害物質を無毒化	肝性脳症
血液凝固因子生成	フィブリノゲンなど血液凝固因子を生成	出血傾向

9

消化器系

169

膵　臓

膵臓は、長さ約 15cm・重さ約 100g の、細長く横に伸びた臓器です。

胃の後ろに位置していて、十二指腸の湾曲部に囲まれる膵頭部と、左端が脾臓に接する膵尾部、その間をつなぐ膵体部に分けられます。

膵臓は後腹膜臓器です。後腹膜という膜があるのではなく、腹膜という人体最大の漿膜の後ろに位置し、一部だけが腹膜に覆われて、腹膜の後ろに張り付いているような形の臓器のことを後腹膜臓器といいます。

後腹膜臓器には、膵臓の他、十二指腸、腎臓、副腎などが含まれます。

膵臓の機能

膵臓には外分泌腺としての機能と、内分泌腺としての機能があります。

外分泌腺としては、消化液である膵液を分泌します。

3 大栄養素のすべてを分解できるのは膵液だけです。糖質を分解する**アミラーゼ**、蛋白質を分解する**トリプシン**、脂質を分解する**リパーゼ**が分泌され、胆汁とともにオッディ括約筋から十二指腸に流出します。

また、膵液は弱アルカリ性のため、強酸性である胃液の中和にも役立っています。

膵臓は内分泌腺として、ランゲルハンス島から主に血糖に関係するホルモンを分泌します。

α 細胞から血糖値を上昇させる**グルカゴン**、β 細胞から血糖値を下降させる**インスリン**、σ 細胞からグルカゴンとインスリンの分泌を抑制する**ソマトスタチン**を分泌します。

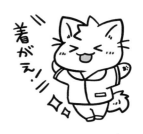

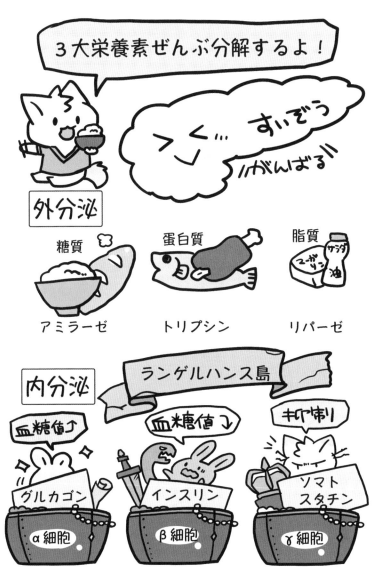

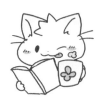

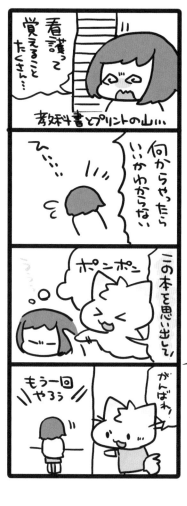

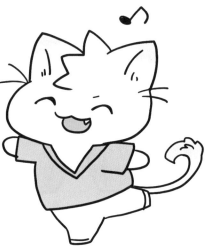

覚えることが
多いと混乱して
やる気がなくなる？
でも1つずっ！

172

第10章

栄養と代謝

代謝は第1章の DNA などの部分と
関連があるから復習しておこう。
栄養素の代謝は前章の消化器系にも
つながるよ！ 何が代謝されるのか、
代謝の流れを知ることが大事だよ！

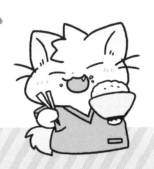

1 栄養素の代謝① 糖 質

「代謝」とは、物質の合成や分解などといったモノの性質を変えること。ここでは糖質の代謝を見ていきます

　3大栄養素と呼ばれる**糖質・蛋白質・脂質**は、異化（大きなものを小さくする）過程を経て、**エネルギーを産出**していきます。

　小腸で吸収された**グルコース**（血糖）は、門脈を通って肝臓に運ばれ、そこから全身に送られていきます。全身の細胞や組織でエネルギーとして使われた後、余ったグルコースは再び肝臓に集められ、貯蔵のための形である**グリコーゲン**に変えられます。グリコーゲンは次にエネルギーが必要になるまで、主に肝臓や筋肉などに蓄えておきます。

　血液中のグルコースが低下して**エネルギーが不足すると、肝臓は蓄えていたグリコーゲンをワンタッチでグルコースに変え、血糖値を上昇**させます。

血糖のコントロール

　血糖値は、通常 70 〜 110mg/dL にコントロールされますが、膵臓ランゲルハンス島から分泌されるホルモンなどが大きく関与しています。

　血糖の低下には、膵臓ランゲルハンス島 β 細胞から分泌される**インスリン**が関与します。血糖値は食事以外にもストレスや自律神経など様々な要因で上昇するので、維持するために1日中一定量のインスリンが分泌されています（**基礎分泌**）。その他、食事によって急激に上昇する血糖値に対応して分泌が亢進します（**追加分泌**）。

　膵臓ランゲルハンス島 σ 細胞から分泌される**グルカゴン**、副腎髄質から分泌される**アドレナリンとノルアドレナリン**、副腎皮質から分泌される**糖質コルチコイド**などのホルモンが、グリコーゲンを血糖に変えて、血糖値を上げ、空腹でも生きていけるようにしています。それでも足りなければ、蛋白質のアミノ酸や中性脂肪のグリセリン、乳酸などからグルコースをつくり出す反応を起こします（**糖新生**）。

🍀 血糖に関係するホルモン

血糖値	ホルモン	分泌されるところ
下降	インスリン	膵臓ランゲルハンス島 β 細胞
上昇	グルカゴン	膵臓ランゲルハンス島 α 細胞
	アドレナリン、ノルアドレナリン	副腎髄質
	糖質コルチコイド	副腎皮質
	成長ホルモン	下垂体前葉
	サイロキシン	甲状腺

🍀「血糖コントロール」のしくみ

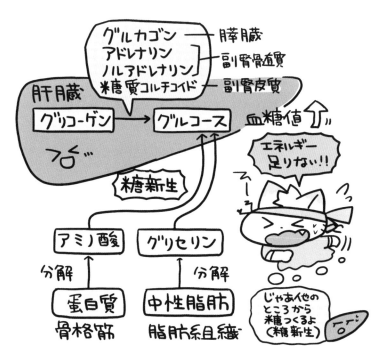

2 栄養素の代謝② 脂質と蛋白質

とりすぎると肥満の原因となる脂質、筋肉や骨、
血液のもととなる蛋白質の代謝も見ていきましょう

脂質の代謝

　まず、脂質の主な種類について整理してみましょう。

　食物に一番多く含まれている脂質は**中性脂肪**です。中性脂肪は糖新生の際のエネルギー源となりますが、過剰になると体脂肪として蓄えられ、肥満の原因となります。

　動脈硬化の原因として悪者扱いされることのある**コレステロール**は、細胞膜・胆汁酸・ステロイド系のホルモンの材料として使用されます。

　リン脂質は細胞膜の成分となる他、血液の中で脂質を運ぶリポ蛋白の膜を構成します。

　これらの脂質は胆汁で乳化された後、リパーゼで分解されて小腸から吸収されます。

　しかし、油と水は混じり合いませんから、油である脂質はそのままの状態では水である血液に取り込むことができません。そこで、水に溶けるリポ蛋白の中に閉じ込めて、リンパ管や血管に吸収していきます。

蛋白質の代謝

　蛋白質は消化酵素で**アミノ酸**にまで分解されますが、その際に強い毒性を持つアンモニアが発生します。

　アミノ酸は主に、自分の体の蛋白質（アルブミン、グロブリン、フィブリノゲンなど）の合成やエネルギー源などとして使われます。

　アンモニアは肝臓の尿素回路（オルニチン回路）で解毒され、尿素に変わります。

🍀「代謝」の流れはこうなっている！

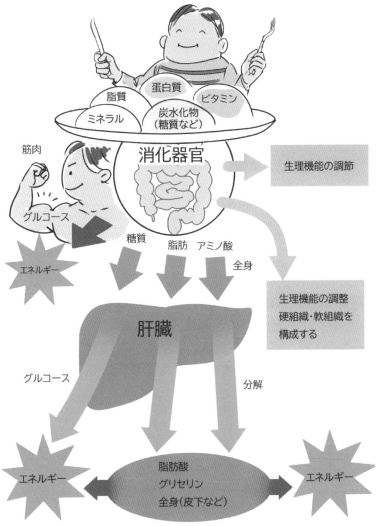

蛋白質
脂質
ビタミン
ミネラル
炭水化物（糖質など）

消化器官

筋肉
グルコース

エネルギー

生理機能の調節

糖質　脂肪　アミノ酸
全身

肝臓

生理機能の調整
硬組織・軟組織を
構成する

グルコース　　　　　分解

エネルギー

脂肪酸
グリセリン
全身（皮下など）

エネルギー

※硬組織：骨格や歯などを構成する
　軟組織：筋肉、皮膚、臓器や血液などを構成する

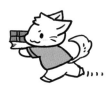

3 栄養素の代謝③ ビリルビン

ビリルビンは赤血球の破壊から生成されます。
ここではビリルビン代謝異常で起きる黄疸も見ていきます

赤血球の寿命は約 120 日です。

寿命を終えた赤血球は肝臓と脾臓で破壊され、**間接ビリルビン**に変わります。間接ビリルビンは有毒で、油にしか溶けない脂溶性です。このまま血液に流すことはできません。**間接的にしか流せないビリルビンなので、間接ビリルビン**といいます。

間接ビリルビンは肝臓内で解毒され、水溶性に変えられます。（グルクロン酸抱合）その結果、**直接血液に流すことのできる直接ビリルビン**に変わります。

直接ビリルビンにコレステロールからつくった胆汁酸などを足すと、**胆汁**ができます。胆汁は胆嚢で濃縮され、脂っこいものを食べると総胆管を経て十二指腸のファーター乳頭から小腸に流出しています。

また、直接ビリルビンは腸内細菌の影響を受けてウロビリノーゲンに変化し、腸内の血管から吸収されて腎臓から尿として排泄されます。便の茶色、尿の黄色はビリルビンの色がもとになっています。

黄疸

黄疸は、ビリルビンの代謝異常で起こります。**血清総ビリルビンの基準値は 0.2 〜 1.2mg/dL** ですが、ビリルビンの代謝異常で、ビリルビン値が 2mg/dL を超えると、眼球粘膜や皮膚が黄色く見えるようになります。黄疸は、原因によって 3 つに分類されます。

- 溶血性黄疸……働き盛りの赤血球が破壊されることで起こる。
- 肝細胞性黄疸……肝細胞の障害で起こる。
- 閉塞性黄疸……胆管の閉塞で胆汁中の直接ビリルビンが血中に逆流し起こる。

🍀「ビリルビン」はこの流れで代謝される！

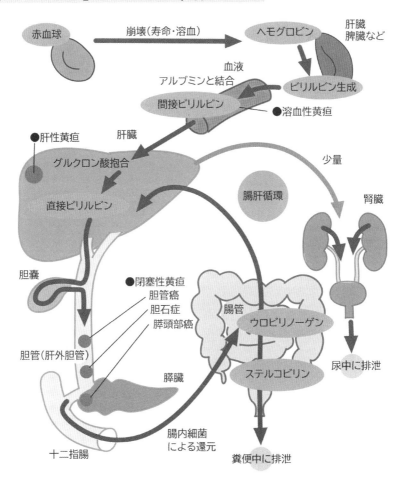

赤血球 ——崩壊（寿命・溶血）→ ヘモグロビン 肝臓 脾臓など

血液
アルブミンと結合
ビリルビン生成

間接ビリルビン ●溶血性黄疸

●肝性黄疸 肝臓

グルクロン酸抱合 少量

直接ビリルビン 腸肝循環 腎臓

胆嚢

●閉塞性黄疸
胆管癌
胆石症
膵頭部癌

腸管
ウロビリノーゲン

胆管（肝外胆管） ステルコビリン 尿中に排泄

膵臓

十二指腸 腸内細菌による還元 糞便中に排泄

阿部先生のワンポイント講座 ✏️

黄疸のしくみや症状などは、シリーズ2巻でも詳しく解説しています。

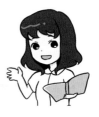

4 栄養素の代謝④ 核 酸

「栄養の代謝」と聞くと栄養素が頭に浮かびますが、
実は DNA と RNA も代謝しています

第1章で説明しましたが、この地球上に生きているものはすべて DNA（デオキシリボ核酸）と RNA（リボ核酸）からできています。

これらはプリン塩基（アデニン、グアニン）とピリミジン塩基（シトシン、チミン、ウラシル）に分類することができます。

核酸の代謝

私たちは肉を食べても、魚を食べても、野菜を食べても、その生き物の DNA と RNA を私たちの体内に取り込むことになります。

しかし、自分の DNA や RNA は自分自身のものですから、他の生命の DNA と RNA は必要ありません。

そのため、他の生き物の DNA と RNA は、肝臓で分解して**尿酸**に変えます。**「核酸は尿酸に代謝される（酸つながり）」**と覚えてください。

尿酸が体に残ると…

尿酸は水溶性なので、尿に溶かして体外に排泄できます。

しかし、水溶性とはいうものの、実は少し溶けにくいのです。イメージするならば、飲み物の砂糖と同じ。

砂糖をいつもより多く入れたら、カップの底に溶け残った砂糖が沈んでいたという経験はありませんか？

尿酸もこれと同じです。

血中濃度が 7mg/dL を超えると、溶け残った尿酸で**高尿酸血症**となります。結晶化すると関節や軟骨の周辺などに沈着し、炎症を起こすこともあります。炎症の結果起こる、激しい痛みを伴う発作を**痛風**といいます。

❀「核酸」の代謝のしくみ

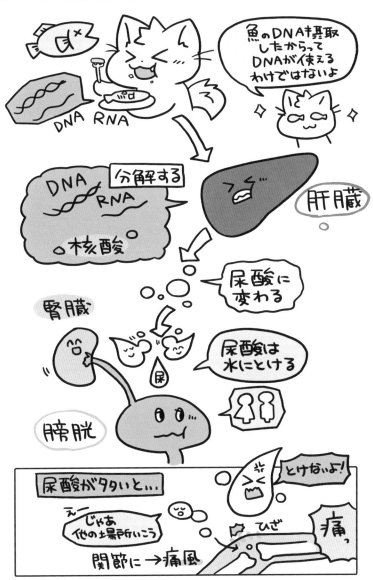

5 エネルギー代謝

出る度
🐾🐾🐾

摂取した栄養素が必要なエネルギーへと変換される
過程が「エネルギー代謝」です

　糖質・脂質・蛋白質は、それぞれ1g当たりのエネルギー産出量が異なります。1g代謝されるとき、**糖質と蛋白質は4kcal、脂質は9kcalの熱量を産生**します。この数値を**アトウォーター係数**といいます。

　脂っこいものを食べると太りやすいといわれるのは、産生するエネルギー量が糖質・蛋白質の倍以上あるからです。

　健康な体を保つには、バランスよく栄養素を摂取することが大事になります。それぞれ1日にどれくらい摂取すべきなのか、見ていきましょう。

炭水化物

　エネルギー源として最も有効なもので、1日の総エネルギー量の50%以上を炭水化物で摂ることが望ましいとされ、**50～65（中央値：57.5）%**が目標値とされています。

脂 質

　脂質もエネルギー源として有効ですが、アトウォーター係数が高いことから、過剰摂取は肥満や生活習慣病のリスクとなります。

　そのため、**1日の総エネルギーの20～30（中央値25）%**が推奨されています。

蛋白質

　蛋白質は私たちの細胞の材料です。蛋白質が不足すると筋肉が減り、体力が落ち、免疫力が低下します。

　不足しないように摂取するには、**1日の総エネルギーの13～20（中央値16.5）%**が推奨されています。

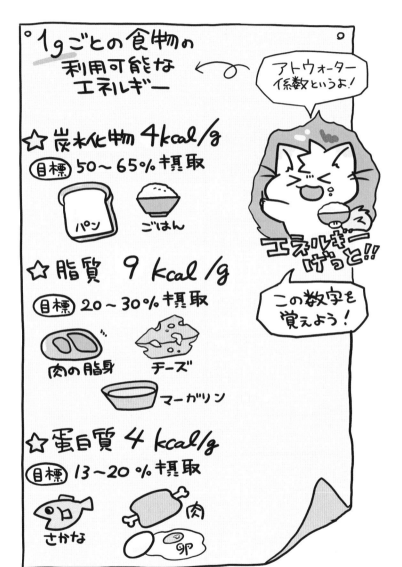

°1gごとの食物の
利用可能な
エネルギー

アトウォーター
係数というよ!

☆ 炭水化物 4kcal/g
(目標) 50〜65% 摂取

パン　ごはん

エネルギー
げっと!!

☆ 脂質 9 kcal/g
(目標) 20〜30% 摂取

肉の脂身　チーズ

マーガリン

この数字を
覚えよう!

☆ 蛋白質 4 kcal/g
(目標) 13〜20% 摂取

さかな　肉

卵

10

栄養と代謝

かげさんの
ちょっとひとやすみ

＊ 4200kcal のチョコ!?

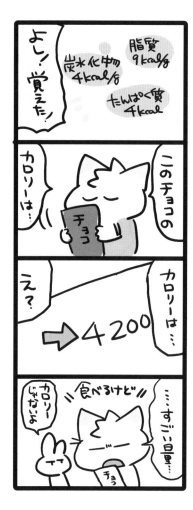

1カロリー
4.2J ジュール

ってことは…
1000 cal …

多い!

もぐ

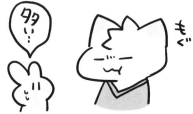

外国のチョコに多いよ!

第11章

腎・泌尿器系

腎臓は尿をつくるだけではなく、
実はいろんなことをしている
大切な臓器のひとつ。第1章の酸塩基平衡や
血圧は第4章の循環器の分野でもあるから
あわせて学んでいこう！

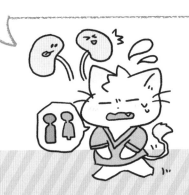

1 泌尿器

「泌尿器」は、腎臓と排尿器のことです。
まずはここで、構造を押さえましょう

泌尿器系は、**腎臓と排尿器（尿管、膀胱、尿道）**で構成されます。

腎 臓

腎臓は、横隔膜の下の背中側にあります。左右 1 対ありますが、右の腎臓は人体最大の臓器である肝臓の圧迫を受けるため、左の腎臓よりもやや下に位置しています。

腎臓の機能単位は**ネフロン**といい、腎小体と尿細管からなります。腎小体は、濾過能力のある**糸球体**と糸球体を収める袋であるボウマン嚢からなります。尿細管は、**近位尿細管**からヘンレループを通って**遠位尿細管・集合管**へと続く尿を運ぶための一連の管です。

排尿路（尿管、膀胱、尿道）

尿管は、腎臓と膀胱をつなぐ長さ 25 〜 30㎝の左右対称 1 対の管です。蠕動運動があるので、横向きで寝ていても尿は膀胱に運ばれます。

膀胱は平滑筋でできた袋です。排尿直後の空っぽの状態では細胞は厚みがありますが、最大量（約 500mL）まで尿がたまると引き延ばされて横に長く薄い形状になります。左右の尿管口（入口）と内尿道口（出口）を結んだ部分を膀胱三角といいます。

尿道は、膀胱から体外へ尿を排泄するための管です。**女性の尿道は排尿のためだけの器官**なので、まっすぐで**長さも約 3 〜 4㎝**しかありません。

対して**男性の尿道は射精器を兼ねます**。精子に運動性を与える精嚢や前立腺に寄り道しながら走行するため、**長さは約 16 〜 18㎝**で、大きく S 字に曲がっています。

❀「泌尿器」とは？

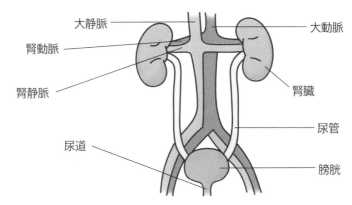

大静脈 — 腎動脈 — 腎静脈 — 尿道

大動脈 — 腎臓 — 尿管 — 膀胱

❀「腎臓」の構造

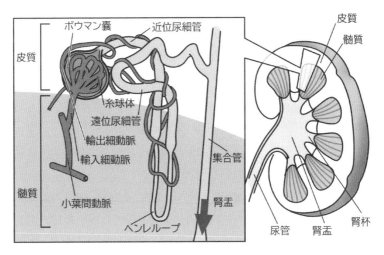

ボウマン嚢　近位尿細管
皮質
糸球体
遠位尿細管
輸出細動脈
輸入細動脈
集合管
髄質
小葉間動脈
ヘンレループ
腎盂

皮質
髄質
尿管　腎盂　腎杯

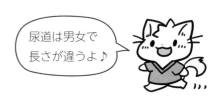

尿道は男女で
長さが違うよ♪

2 腎機能

「腎臓」は血液の最終処理場です。
ここでは排泄と代謝が行われています

腎臓の機能は、排泄機能と代謝機能に大きく分けることができます。

排泄機能① 不要物・毒物の排泄

排泄機能の最も大きな目的は、**不要物・毒物を体外に排泄すること**です。

蛋白質の代謝産物として発生するアンモニアは有毒物質です。肝臓のオルニチン回路（尿素回路）で尿素に変えられていますが、**尿素は不要物**ですので、全量が尿中に排泄されます。

食品中に含まれる他の生物の DNA と RNA から変換された**核酸も不要物**です。その他、筋肉から排泄されるクレアチニンなど、体内で発生した様々な不要物や毒物が尿中に排泄されていきます。

排泄機能② 体液量や体内組成の調整

また腎臓は、以下の4つの方法で体液量や体内組成の調整もしています。

- 排泄する尿の量が減ると、循環血液量が増えて血圧が上がる。尿の量が増えると、循環血液量は減り、血圧は下がる。

- 排泄するナトリウムの量を減らすことで、血漿浸透圧（血液内のナトリウム濃度：ナトリウムが体の水を血管内に引き付ける力）が上昇して血圧も上昇する。排泄するナトリウムの量が増えれば、血漿浸透圧は低下して血圧が低下する。

- ナトリウム以外の電解質も、尿への排泄の量を調整することで体内量のコントロールをする。

- 酸性物質である尿の排泄量を多くすると、体はアルカリ側に傾く。排泄量を少なくすると酸性側に傾く。これによって、酸塩基平衡（体液の pH）の調整を行う。

①不要物・毒物を排泄
→ 尿をつくる

②体液量や体内組成の調整
→ 血圧の調整

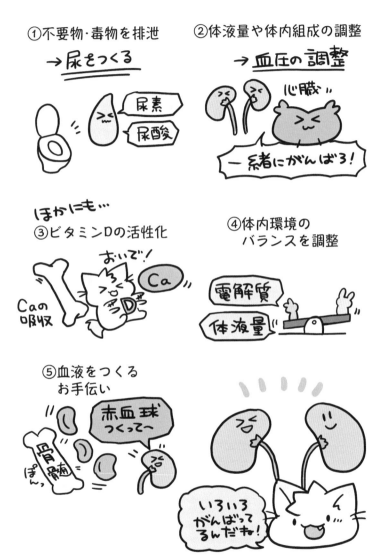

ほかにも…
③ビタミンDの活性化

④体内環境の
バランスを調整

⑤血液をつくる
お手伝い

腎臓は、主に次の3つの代謝に関係しています。

レニン・アンギオテンシン・アルドステロン系

血液の最終処理場である腎臓には、センサーが2つ付いています。

そのうちのひとつが、**腎臓に流れ込む血液量（腎血流量）をチェックして**いるセンサー（傍糸球体装置）です。

腎血流量が減少して糸球体付近の輸入細動脈の血圧が低下すると、傍糸球体装置から**レニン**が分泌されます。レニンは、肝臓から分泌されるアンギオテンシノゲンを**アンギオテンシンⅠ**に変えます。これに、肺などから分泌される**アンギオテンシン変換酵素（ACE）**が作用すると、**アンギオテンシンⅡ**に変わります。アンギオテンシンⅡは強力に血管を収縮させて血圧を上げ、同時に副腎皮質に働いて電解質コルチコイド（**アルドステロン**）の分泌を促進します。アルドステロンは腎臓でのナトリウムの再吸収を促し血漿浸透圧を上昇させて循環血液量を増加させることで、ヒトがショックに陥るのを防ぎます。

エリスロポエチン

もうひとつのセンサーは、**血液中の酸素濃度を測定**しています。

酸素を運ぶのは赤血球です。赤血球が減少して血液中の酸素が不足した状態になると、腎臓から**エリスロポエチン**が分泌されます。**エリスロポエチンは強力に骨髄に働き、赤血球の産生を増加**させます。

ビタミンDの活性化

ビタミンDは脂溶性で、**血中のカルシウムを増加させる働き**があります。

食物の中から吸収したビタミンDは、活性化させなければ作用を発揮できませんが、そのためにはいくつかの工程が必要です。

まず、消化吸収したビタミンDはプロビタミンDの形で皮膚に蓄えられ、ここに紫外線が照射されることにより、ビタミンDに変わります。さらに、肝臓と腎臓で水酸化（水溶性に変わる）を受けて活性型ビタミンDに変わります。この活性型ビタミンDが、小腸で骨の主成分であるカルシウムの吸収を促進し、また尿細管でのカルシウムの再吸収を促します。

❀「レニン・アンギオテンシン・アルドステロン系」のしくみ

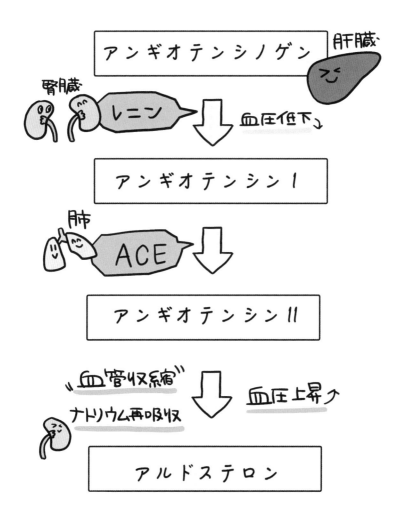

アンギオテンシノゲン ── 肝臓

腎臓 ── レニン ⬇ 血圧低下↘

アンギオテンシン I

肺 ── ACE ⬇

アンギオテンシン II

"血管収縮"
ナトリウム再吸収 ⬇ 血圧上昇↗

アルドステロン

11

腎・泌尿器系

3 尿の生成

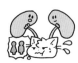

泌尿器系の最も大きな働きは「尿の生成」です。
その流れを見ていきましょう

　尿は、糸球体で血液を濾過（ろか）したのち、原尿から尿細管で必要なものを再吸収したり、不要なものを排泄したりする工程を経て産生されます。

①糸球体濾過

　血液は大動脈から分岐（ぶんき）した腎動脈を通り、輸入細動脈を通って左右の腎臓の**糸球体**に送られます。糸球体は毛細血管が束になったものですが、**目の細かいザルのようなもの**と思ってください。血液が通り抜けるとき、ザルの目よりも小さなものは濾過され原尿（1日約160〜180L）となって尿細管へと運ばれていきます。

　ザルの目よりも大きな分子である蛋白質と、蛋白質から構成されるさらに大きな血球は濾過されず、輸出細動脈を通って体に戻っていきます。

②尿細管での再吸収 ── 近位尿細管

　原尿のうち99％以上は尿細管で再吸収され、実際に尿として排泄されるのは1日に約1〜2Lです。

　尿細管には近位と遠位がありますが、**近位尿細管と遠位尿細管・集合管では吸収のしかたが違うので注意してください。**

　近位尿細管では、「糸球体を通過して原尿に出てしまうけれど再利用できるもの」を再吸収します。再吸収される物質のうち、

● **アミノ酸（蛋白質の材料になる）**
● **ビタミン類（体内では合成できず食事で摂取しなければならない）**
● **グルコース（血糖として体のエネルギーになる）**

については、ほぼ100％再吸収されます。このうちグルコースの再吸収能力には限界があり、180mg/dLを超えると尿に排泄されてしまいます。

🍀「尿の生成」の流れ

糸球体	近位細尿管	ヘンレループ	遠位細尿管	集合管

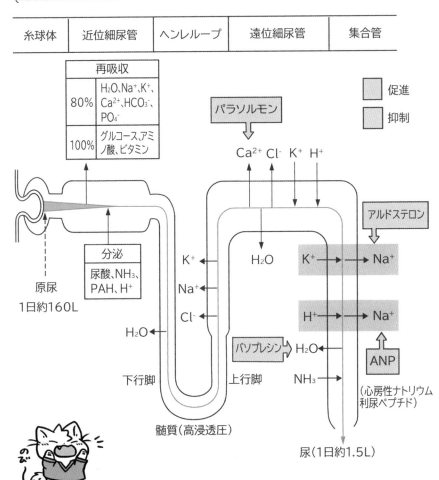

再吸収

80%	H_2O、Na^+、K^+、Ca^{2+}、HCO_3^-、PO_4^-
100%	グルコース、アミノ酸、ビタミン

促進
抑制

パラソルモン

Ca^{2+} Cl^- K^+ H^+

アルドステロン

分泌

尿酸、NH_3、PAH、H^+

原尿
1日約160L

K^+ ← H_2O K^+ → Na^+

Na^+ ←

Cl^- ← H^+ → Na^+

H_2O ← バソプレシン ⇒ H_2O ← ANP

下行脚　上行脚　NH_3 →

（心房性ナトリウム利尿ペプチド）

髄質（高浸透圧）

尿（1日約1.5L）

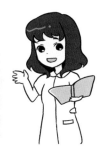

阿部先生のワンポイント講座

蛋白と血球は糸球体で濾過されないため、通常は尿には排泄されません。蛋白尿や血尿はそのために異常とされます。また、糖質をたくさん摂取すると健康な人でも尿糖が検出されるため、糖尿病の診断基準に尿糖は含まれません。

③尿細管での再吸収 ── 遠位尿細管・集合管

ヘンレループを通った尿は、遠位尿細管・集合管へと運ばれます。

遠位尿細管・集合管では、今、体に必要なものを主に下記のホルモンの指示に従って再吸収します。

- バソプレシン

下垂体後葉から分泌されるホルモンで、**水分の再吸収を促進**します。これにより尿量が減少し、循環血液量が増えて血圧が上がります。

- アルドステロン

副腎皮質から分泌される電解質コルチコイドで、**ナトリウムの再吸収とカリウムの排泄を促進**します。血漿浸透圧が上昇することにより、血圧が上昇します。

- パラソルモン

副甲状腺から分泌されるホルモンで、**カルシウムの再吸収を促進する**と同時に、破骨細胞を刺激して骨からカルシウムを放出させ、**血中カルシウム濃度を上昇**させます。

④尿として排泄

糸球体で濾過され、尿細管でも再吸収されなかった物質が尿の中に排泄されます。

再吸収されない物質は、下記のとおりです。

- 尿 素

蛋白質を消化吸収する際に発生するアンモニアを代謝した尿素は、体の不要物です。糸球体で濾過された量が、そのまま排泄されます。

- 尿 酸

尿酸は、食物として摂取した他の生命体の DNA と RNA を代謝したもので、不要物なので全量が排泄されます。

- クレアチニン

クレアチニンは、寿命を迎えて血中に捨てられた筋肉内のクレアチンという酵素が代謝されたものです。尿素・尿酸と同じく、全量が尿に排泄されます。

☘ 尿細管で再吸収されない物質とは？

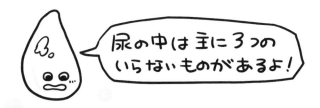

尿の中は主に3つの
いらないものがあるよ！

尿素　蛋白質→アンモニア→尿素
糸球体でろ過されたぶんが
尿になる

尿酸　核酸のもとは DNA・RNA
水にとけにくい
血中の尿酸値が高いと痛風に…

クレアチニン　血中にポーイ！
クレアチン→クレアチニン
もともとは筋肉にある

📝 阿部先生のワンポイント講座

再吸収されない物質を調べると、体の状態がわかります。
血液中の尿素窒素と尿酸値を調べれば、糸球体の機能を知
ることができます。また、尿素と尿酸は食事の内容によっ
て血中濃度が変化しますが、筋肉に由来するクレアチニン
は食事の影響を受けないので、詳しい腎機能検査にはクレ
アチニン・クリアランス（CCr）を行います。

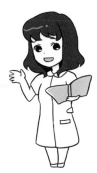

11

腎・泌尿器系

4 排尿のメカニズム

尿意を感じても、我慢することもできます。
「排尿」とはどんなしくみなのでしょうか？

膀胱に一定量以上の尿がたまると、尿意を感じます。

ヒトの体は、大脳の指示を受けた自律神経の働きによって、尿意に従って排尿するか、尿意を我慢して蓄尿するかをコントロールできます。

蓄 尿

伸び縮みする平滑筋の袋である膀胱に、約 150 ～ 200mL の尿がたまると膀胱壁が伸展し、その刺激が**骨盤内臓神経**を興奮させます。

骨盤内臓神経は副交感神経（リラックスの神経）のため、排尿を促す方向に動きます。**膀胱壁の伸展を感じた骨盤内臓神経は、その刺激を腰・仙髄の排尿中枢から脳幹の橋を通って大脳へ伝え、大脳が尿意を自覚**します。

排尿を我慢しなければいけないときは、大脳が尿意を抑制する命令を出し、下腹神経が反射的に興奮します。

下腹神経は交感神経（戦いの神経）なので、排尿を抑制する方向に動き、膀胱壁を弛緩させ、膀胱の内尿道括約筋を収縮させます。また、**陰部神経（体性神経・意識で動かせる）が興奮すると、外尿道括約筋を収縮させるので、排尿を我慢**することができます。

排 尿

膀胱の容量は約 500mL 前後なので、膀胱内の尿量が 300 ～ 500mL に達すると我慢の限界に達します。

トイレに着いて排尿の準備が整うと、大脳からの尿意抑制の指示がとれ、**骨盤内臓神経が興奮して膀胱壁が収縮します。同時に、下腹神経が抑制されて内尿道括約筋が弛緩し、陰部神経が抑制されて外尿道括約筋も弛緩することで排尿**できます。

❀「排尿」のしくみ

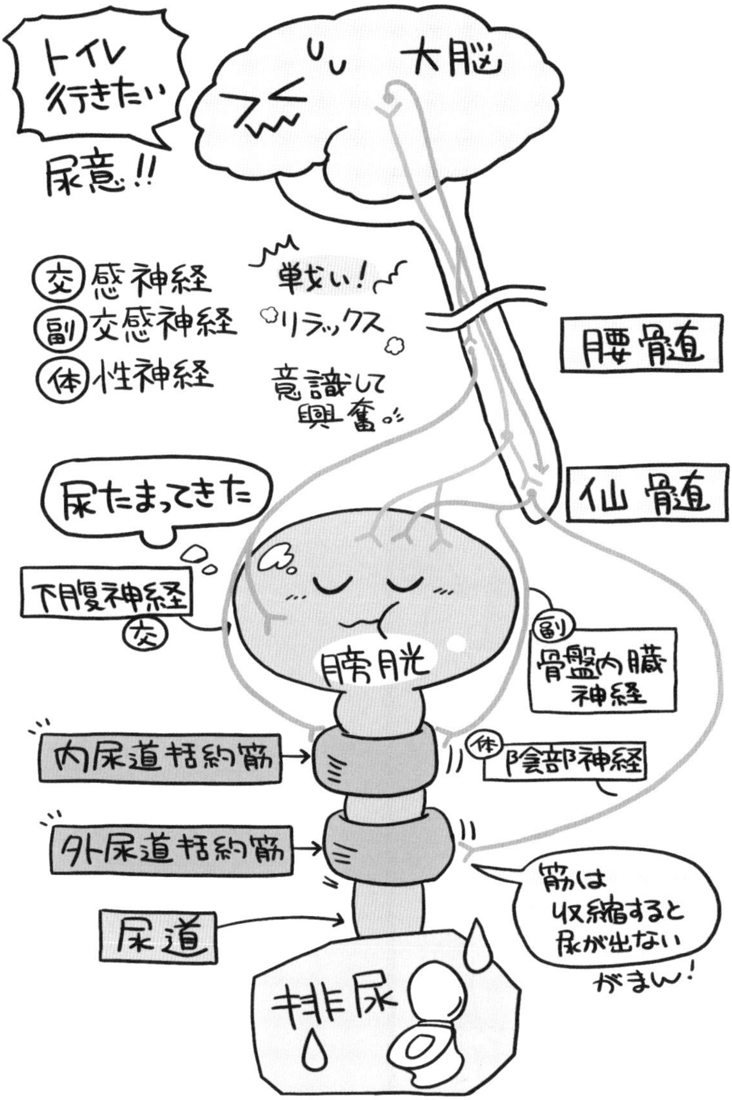

トイレ
行きたい

尿意!!

大脳

交 感神経　　戦い!

副 交感神経　リラックス

体 性神経　　意識して
　　　　　　興奮。

腰骨道

仙髄

尿たまってきた

下腹神経
交

膀胱

副
骨盤内臓
神経

内尿道括約筋

外尿道括約筋

体 陰部神経

尿道

筋は
収縮すると
尿が出ない
がまん!

排尿

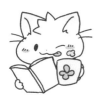

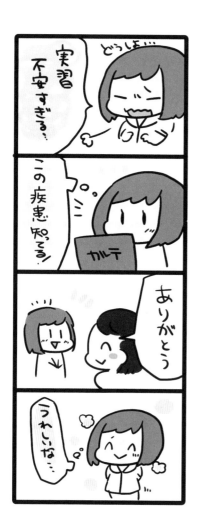

実習は
この本で勉強
したことが
生かせたり.

患者さんとのお話で
ほっこりしたりと
大切な時間.

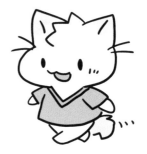

198

第12章

性と生殖器

生殖器は、場所を覚えたら役割をチェック！
ホルモンは性周期によって分泌量が
変化していくので、作用のほかに
月経周期ごとの特徴も押さえよう！

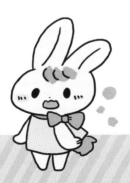

1 女性生殖器

「女性生殖器」は子どもを産み、育てるための
構造をしています。解剖生理を押さえておきましょう

　Y染色体を持たない胎児はウォルフ管（男性生殖器に発達）が退化し、ミュラー管が卵管、子宮、腟などに発達していきます。これが女性生殖器です。

卵巣

　卵巣は親指くらいの大きさで、左右1対あります。卵子の発生・成熟・排卵を行うと同時に、卵胞ホルモン（エストロゲン）と黄体ホルモン（プロゲステロン）などを分泌します。

卵胞

　卵子を1個ずつ内包している袋を**卵胞**といいます。卵胞は胎生期（妊娠20週頃）に約700万個の原始卵胞として完成しています。

　思春期になって、性腺刺激ホルモンの一種である卵胞刺激ホルモンの影響を受けると成熟し、**成熟卵胞（グラーフ卵胞）に成長すると、卵胞ホルモン（エストロゲン）を分泌**します。

　また、成熟卵胞が黄体形成ホルモンの影響を受けると排卵します。年齢とともに、原始卵胞の数は減少していきます。

黄体

　黄体は「卵の殻」のこと。排卵した後に残った卵胞は、黄体に変わり、**黄体ホルモン（プロゲステロン）が分泌**されます。また、もともとは卵胞だったので、引き続き**卵胞ホルモン（エストロゲン）の分泌**も行います。

　妊娠が成立すると、胎盤が完成するまで2つのホルモンの分泌を続けて妊娠を維持します。

　受精しなかった場合は退縮し、白体となって自然に消滅します。

🍀「女性生殖器」とは？

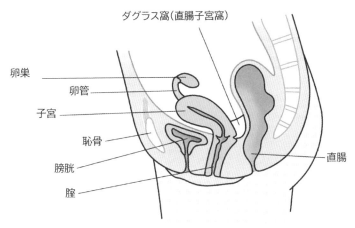

ダグラス窩（直腸子宮窩）

卵巣
卵管
子宮
恥骨
膀胱
腟

直腸

🍀「卵巣」の断面

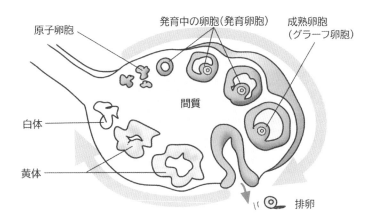

原子卵胞

発育中の卵胞（発育卵胞）

成熟卵胞
（グラーフ卵胞）

間質

白体

黄体

排卵

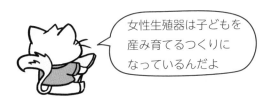

女性生殖器は子どもを
産み育てるつくりに
なっているんだよ

卵管・子宮・腟

卵管

卵管は、卵巣から排卵された**卵子を運ぶための管**です。排卵された卵子は卵管采で受け止められて、卵管膨大部で精子との受精が行われます。

卵管粘膜には多数のヒダや線毛があり、**蠕動運動をすることで、受精卵の子宮への移動を助けています。**

子宮

子宮は膀胱と直腸の間にある、受精卵を受け止め、胎児を育み、娩出に関与する器官です。

妊娠していないときは、重さ約50g、高さ約7cmですが、妊娠末期には高さが30cmを超えます。

腟

子宮に続く、長さ約7～10cmの管状の器官で、精子の進入路であり、分娩時の娩出路でもあります。

腟内にはデーデルライン桿菌が常在菌として存在し、ヒトと共存関係を保っています。

デーデルライン桿菌はヒトからブドウ糖をもらい、代わりに乳酸を産生することで腟内を酸性環境に保ちます。一般な病原菌は弱アルカリ性のヒトの体内環境が好きで感染するのですが、酸性の強い腟内には入ってきません。これを**腟の自浄作用**といいます。

乳房

乳房は大胸筋の上に存在し、乳汁を分泌する乳腺と脂肪組織からなります。乳腺には、血管やリンパ管が多数分布しています。

乳腺に癌が発生すると、リンパ行性に腋窩リンパ節に転移しやすくなります。

🍀「卵管」「子宮」「腟」の構造

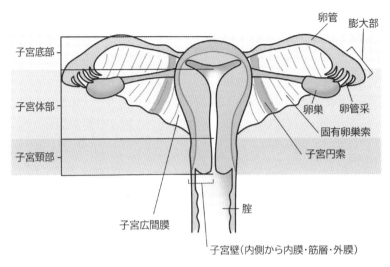

子宮底部

子宮体部

子宮頸部

卵管　膨大部

卵巣　卵管采

固有卵巣索

子宮円索

腟

子宮広間膜

子宮壁(内側から内膜・筋層・外膜)

🍀「乳房」の構造

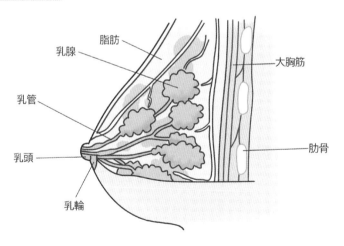

乳腺　脂肪

乳管

乳頭

乳輪

大胸筋

肋骨

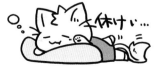

② 女性の性周期

女性は平均 28 日で月経が来ます。これが「性周期」。
性周期にはホルモンが関与しています

　成熟した女性は、性ホルモンの分泌によって平均 28 日周期で月経が起こ
ります。性周期は卵胞期→排卵期→黄体期という流れで進みます。

①卵胞期

　視床下部から性腺刺激ホルモン放出ホルモンが分泌されます。その刺激を
受けて**下垂体前葉から性腺刺激ホルモン（ゴナドトロピン）が分泌**されます。
　卵胞の成熟を開始させるのは、性腺刺激ホルモン（ゴナドトロピン）の 1
つである**卵胞刺激ホルモン（FSH）**です。このホルモンによって原始卵胞の
発育が始まり、成熟卵胞から**卵胞ホルモン（エストロゲン）**が分泌されます。
　このとき、子宮では子宮内膜の増殖が始まり、受精卵が着床するためのフ
カフカのベッドをつくります。子宮内膜周期では**増殖期**といいます。

②排卵期

　成熟した卵胞からの卵胞ホルモンの分泌がピークに達すると、下垂体前葉
に対して正のフィードバック（刺激をもっと強める）が働き、排卵を誘発す
るための**黄体形成ホルモン（LH）**が分泌されます。その結果、卵胞から卵
子が排卵されます。

③黄体期

　排卵後の卵胞は黄体に変化し、**黄体ホルモン（プロゲステロン）**を分泌し
ますが、卵胞ホルモンも引き続き分泌します。子宮内膜では栄養素を含む粘
液が分泌され、着床しやすい環境を整えます。子宮内膜周期の**分泌期**です。
　また黄体ホルモンは、排卵後の基礎体温を上昇させますが、受精卵の着床
が行われないと約 2 週間で基礎体温は低下し、月経が発来します。

❀「月経周期」とは？

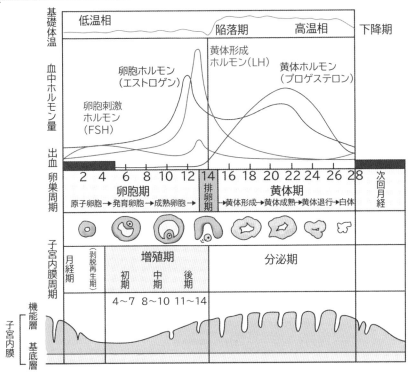

❀「性周期」に関するホルモン

ホルモン	分泌するところ	作用
性腺刺激ホルモン放出ホルモン（GnRH）	視床下部	下垂体に作用し、性腺刺激ホルモン（FSH、LH）の分泌促進
卵胞刺激ホルモン（FSH）（精子形成ホルモン）	下垂体前葉	卵胞の発育の促進（男性はテストステロンとともに精子を産生）
黄体形成ホルモン（LH）（間質細胞刺激ホルモン）		排卵を誘発し、排卵後の卵胞の黄体形成を促す（男性は精巣に作用し、テストステロンの分泌を促進、調整）
卵胞ホルモン（エストロゲン）	卵巣	卵胞の成長促進、子宮内膜増殖
黄体ホルモン（プロゲステロン）		子宮内膜を分泌期にし、排卵後の体温上昇

※ FSH と LH を合わせてゴナドトロピン（性腺刺激ホルモン）という

3 男性生殖器

 「男性生殖器」は胎児期にウォルフ管が発達したもの。
精子をつくり、排出します

男性生殖器は、精巣、精路、付属生殖腺、外陰部からなります。

精巣と精路

性腺刺激ホルモンの刺激を受けて精巣の間質細胞（ライディッヒ細胞）から分泌されるテストステロンが、精巣内の**精細管での精子の産生を促します**。

産生された精子は、精巣上体（副睾丸）を通る間に成熟していきます。精路の尾部に貯蔵され、射精時に精管へと送られます。

精管は長さ40〜50cmの管で、陰嚢を上行し、精管膨大部で左右の精管が近づき射精管へと移行していきます。

付属生殖器（精嚢、前立腺、尿道球腺）

精嚢は膀胱の後ろ、精管膨大部の外側に存在します。**精子に運動性を与える果糖を含むアルカリ性の液を分泌**します。

前立腺は尿道起始部と射精管を取り囲むように存在し、尿道に接する内腺と外側の外腺に分かれます。直腸の前面に位置しているので、直腸診で直接触れることができる臓器です。**精子に運動性を与える、乳白色のアルカリ性の液を分泌**します。

尿道球腺（カウパー腺）は前立腺の下方にあり、無色透明な粘液を分泌します。精子が子宮に進入しやすいように**潤滑液の働き**をします。

外陰部（陰茎、陰嚢）

陰茎は尿路と交接器を兼ね、陰茎海綿体、尿道海綿体、亀頭からなります。陰嚢は袋状になっていて、中に精巣・精巣上体・精管が存在しています。

❀「男性生殖器」とは？

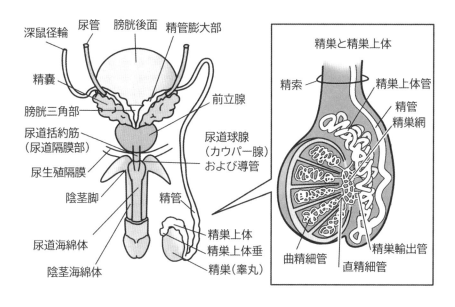

深鼠径輪
尿管
膀胱後面
精管膨大部

精囊
膀胱三角部
尿道括約筋
（尿道隔膜部）
尿生殖隔膜
陰茎脚
尿道海綿体
陰茎海綿体

前立腺
尿道球腺
（カウパー腺）
および導管
精管
精巣上体
精巣上体垂
精巣（睾丸）

精巣と精巣上体
精索
精管
精巣網
曲精細管
直精細管
精巣上体管
精巣輸出管

阿部先生のワンポイント講座

女性の性周期に関するホルモンのポイントは、下垂体前葉から分泌される卵胞刺激ホルモンと黄体形成ホルモン、その刺激によって卵巣から分泌される卵胞ホルモンと黄体ホルモンの働きです。

精子も、思春期以降に性ホルモンの刺激を受けて産生が始まります。下垂体前葉から放出される性腺刺激ホルモン（ゴナドトロピン）のうち、黄体形成ホルモン（LH）は男性に対してアンドロゲン（男性ホルモン）の分泌を促します。アンドロゲンは3種類ありますが、約95％はテストステロンと呼ばれるホルモンで、筋肉の増強や男性生殖器の発達作用があります。

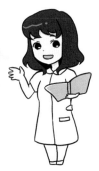

12

性と生殖器

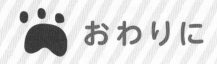 おわりに

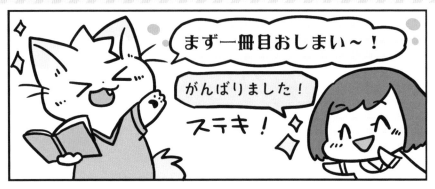

まず一冊目おしまい～！

がんばりました！

ステキ！

何回もチェックして
国試に備えておこう！

解説を
読んで理解！

先生パート

イラスト、図解を
頭に入れる！

かげパート

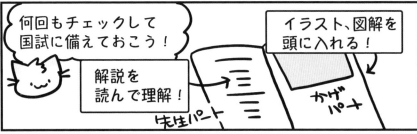

コラボ

国試のプロ
東京アカデミー

臨床(のプロ!?)
看護師のかげ

すてき！

国試の勉強は
定期試験や実習
だけでなくて
「働いてからも使える！」
というのを伝えたくて
この本を作ったよ

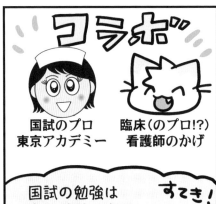

今勉強していることは
ばっちり役立つから
自信をもって
勉強していこう！

おうえん

索引

阿部　孝子（あべ　たかこ）
東京アカデミー東京校講師、看護師、糖尿病療養指導師。
看護学校卒業後、様々な診療科を経験。短期大学の心理学科でカウンセリングを学ぶ。糖尿病専門外来勤務中に糖尿病療養指導師の資格を取得。2007年から東京アカデミー東京校で看護師国家試験担当講師として勤務。東京校の講座のほか、看護系学校内での出張講座も担当している。

東京アカデミー阿部孝子の看護師国試1冊目の教科書（1）
人体の構造と機能／疾病の成り立ちと回復の促進

2021年８月２日　初版発行
2024年２月５日　再版発行

著者／阿部 孝子

イラスト／かげ

監修／東京アカデミー

発行者／山下 直久

発行／株式会社KADOKAWA
〒102-8177　東京都千代田区富士見2-13-3
電話　0570-002-301（ナビダイヤル）

印刷所／株式会社加藤文明社印刷所

ISBN 978-4-04-604685-7　C3047

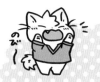

資格試験対策の名門予備校
「東京アカデミー」と
Twitterで大人気**「看護師のかげさん」**が
初のコラボレーション！

看護師国試対策テキストの㊙入門
シリーズ3巻でついに登場‼

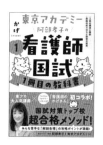

東京アカデミー阿部孝子の
看護師国試1冊目の教科書（1）
人体の構造と機能／疾病の成り立ちと回復の促進

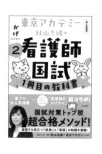

東京アカデミー秋山志緒の
看護師国試1冊目の教科書（2）
成人看護学

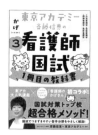

東京アカデミー斉藤信恵の
看護師国試1冊目の教科書（3）
小児看護学／母性看護学／精神看護学／老年看護学